Blanca Irene Arbeláez

CÓMO DEBEMOS MORIR

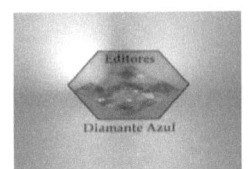

Editores
Diamante Azul

Tercera Edición
©Diamante Azul Editores

Enero 2014
IBSN: ISBN-13:978-1495349881

ISBN-10:1495349888

Dibujo de Jennifer Bauman
Imágenes internas: Antoni Tàpies y Devian Art.

Printed in the U.S.A

Este libro va dedicado muy especialmente a mi hija Jennifer Bauman y a mi familia, espero que tomen en cuenta mis consejos y que nunca olviden la importancia de comer para nutrirse y no para llenarse.

INTRODUCCIÓN

Cuando las funciones biológicas terminan su ciclo, también acaba la vida de nuestro cuerpo. Al igual que de la educación sexual, hasta hace unos años era casi un tabú hablar sobre la muerte. Sin embargo, en nuestro tiempo, es cada vez más natural y práctico asumir el tema con todo lo que significa, sin eludir las realidades que tarde o temprano debemos afrontar. Se vive cada instante pero la totalidad de la existencia puede disolverse en unos segundos. No obstante, podemos hacer que ese instante final nos llegue menos como accidente que como consecuencia de un devenir, de un proceso natural en el cual la vida haya podido alcanzar su mayor plenitud. Todos los seres humanos tenemos organismos acondicionados para que funcionen de modo más o menos igual, pero el metabolismo de cada individuo es lo que hace la diferencia, pues como ya se ha comprobado científicamente, son nuestros genes y su código los que determinan todos los procesos químicos en la transformación de la energía de los alimentos para que actúen de forma diversa. Hay factores que también modifican el metabolismo: la edad, el estrés, el trabajo físico desgastante y el clima frío (que lo aceleran); el sueño, el ejercicio y el ambiente sanos (que lo regulan); aunque los órganos que más influyen sobre él son la glándula tiroides y el hígado, por la importancia decisiva de las funciones bioquímicas que realizan. Cuando hay equilibrio entre el cuerpo humano y estos factores, hay salud; lo contrario nos llevará siempre a un estado permanente de enfermedad (enfermedad como manifestación de la desarmonía interior del cuerpo y su entorno) y aun a la muerte misma.

Prepararse para vivir lo más sano posible no es tan difícil si se lleva una alimentación balanceada y se duerme las horas suficientes. Asegurarnos por lo menos de llevar una vida normal sin mayores consecuencias o complicaciones con el paso de los años depende básicamente de nosotros mismos porque la mayoría de las veces somos responsables de nuestra salud por lo que comemos. No hay que olvidar nunca lo que dijo Hipócrates: "Que tu alimento sea tu medicina y tu medicina tu alimento". No hay frase más sabia y práctica.

I

Concepto personal de la muerte

Cuando tenía 17 años, ingresé en la Cruz Roja de Alcalá, mi pueblo, con el ánimo de adquirir conocimientos en salud. Más tarde en los años 80, estudié enfermería y tuve la oportunidad de trabajar allí mismo y luego en San Diego, San Antonio, Waukegan y en New York. Mis primeros recuerdos en torno al tema de la prevención, los cuidados sanitarios arrancan justamente de aquellas noches en el parque de mi pueblo, bajo la penumbra del frondoso samán, donde nos reuníamos las enfermeras a contarnos las incidencias y una que otra historia curiosa relacionada con nuestro trabajo. Hablábamos mucho de la muerte, pero entonces tal vez no comprendíamos su verdadero significado. Una de las pocas veces en que leía la *Biblia*, encontré que en el *Apocalipsis*, coinciden en definirla como un proceso meramente transitorio en el que el alma inmortal se separa del cuerpo físico, mientras éste se corrompe hasta convertirse en polvo. La frase aquella de "Polvo eres y en polvo te has de convertir" cuando el cura embadurnaba la frente de los parroquianos con una cruz el "Miércoles de ceniza", me parecía perfecta, definitiva. Esa creencia en la inmortalidad del alma, de cierta manera nos tranquilizaba muchísimo, nos daba esperanza. Pero poco a poco vine a saber que la filosofía moderna y la propia ciencia, consideraban la muerte como el final definitivo del ser humano y de todo lo que le rodeaba. La noción de poder vivir sólo en un tiempo efímero y determinado abrió en mí, sin embargo, una conciencia más profunda del valor de la vida misma y contribuyó a hacer que mis decisiones fueran en adelante más claras en el momento de tomarlas. La muerte pasó a ser para mí parte de la realidad más cotidiana, y creo que desde entonces la veo incluso sin temor.

Hay quienes quisieran esconderse debajo de las piedras por miedo a tener que enfrentarla algún día y sin saber cómo vendrá. Como Noelia Vargas, una enfermera que trabajaba en la noche en el Hospital San Vicente de Paul de Alcalá junto conmigo, a quien le atemorizaba ir sola a una habitación donde había un cuerpo ya frío y rígido para prepararlo. El instinto de conservación nos lleva quizá a evitar confrontarnos con la presencia de la muerte en cualquiera de sus formas, aunque terminamos aceptándola incluso con alegría en situaciones extremas. Tarde o temprano nuestro turno llega, sólo ignoramos en qué lugar de la fila estamos. Algunos morimos después de unas horas o días de ser concebidos, otros al momento mismo de nacer, en la niñez, la adolescencia o en lo mejor de la juventud…pero aun así sólo empezamos a tomarla en serio en la adultez o incluso apenas en la vejez por fuerza de las circunstancias.

A la vida casi todos llegamos con el equipaje completo, pero la realidad nos demuestra que no siempre es así. Tal como millones, nacemos con una perfecta salud, con todos los órganos y funciones normales mientras otros miles desean en el fondo no haber nacido, porque tienen problemas de salud congénitos, y no cuentan en la mayoría de los casos con la disposición necesaria para cargar sin angustia, sin dolor o frustración con ellos. Al cabo, sin embargo, es en la muerte donde realmente todo vuelve a barajarse, donde el juego de la vida vuelve a redistribuir sus ases y sus palos. Si la muerte no es el fin absoluto del ser humano como propone la religión, sí es entonces la transformación radical de nuestros elementos constitutivos hacia otro estado de la energía y la materia que en sí continúa siendo la vida en sus distintas manifestaciones: agua, tierra, aire, fuego y por qué no, espíritu. La muerte, entonces, desde nuestra óptica personal, es finalizar una situación y comenzar otra; la muerte no es flaca ni fea; está al lado de nosotros acechando por las cuatro esquinas. Se asoma por la ventana y se ríe de nosotros. Cada día vivido debemos disfrutarlo y aprovecharlo al máximo, dice la sabiduría desde la antigüedad, porque no sabemos si estaremos para el siguiente amanecer. Siempre hay que vivir preparados para este momento, pero no obsesionados con el tema, y ni siquiera pensar sino sentir esta realidad como lo más cercano y natural, como parte lógica del proceso biológico que nos contiene.

¿Cómo debemos morir? le pregunté a Pedro Arturo Estrada, poeta, y me respondió, "Así como debemos vivir, sin dolor, con dignidad, en buena condición humanamente hablando, ojalá con la misma plenitud de conciencia con la que fuimos capaces de estar en el mundo."

Pero hasta los médicos se enferman y mueren, porque es la razón natural de la vida y no todos han vivido cuidándose para no caer en la enfermedad. Y cuando el progreso de una enfermedad lleva a un ser humano a un estado de desmejoramiento irreversible, se buscan estrategias médicas a fin de mantenerlo vivo, en una situación donde el afectado no es dueño de sus actos ni de su conciencia. Tenemos derecho a vivir plenamente, sin ser una obligación que alguien decida por nosotros, somos los únicos en elegir bajo qué condiciones y circunstancias puede dársele fin a un proceso doloroso del cual no se tiene esperanza de vida. Familiares y amigos suelen llevarse una imagen triste y angustiada de un rostro palidecido que implora a Dios un milagro para levantarse, bien sea a la vida normal o al espacio sideral. La persona puede verse confinada también a una silla de ruedas o a la cama, por causa de un accidente o enfermedad del sistema nervioso; depender de otras para poder comer, o padecer de sufrimiento crónico por algún motivo, sin poder controlar los esfínteres; carecer de estímulos que le produzcan placer o satisfacción y pensar que su existencia resulta una carga para los demás (incluso si las otras personas soportan con gusto esa carga). Cuando uno llega a una edad muy avanzada, también puede significar que la mayoría de las amistades y familiares de su misma época hayan fallecido y resulte difícil encontrar quien lo cuide cuando tenga que depender de otros para sus cuidados personales. Es posible que aún la persona enferma se sienta cómoda con los más jóvenes, pero no es igual, teniendo en cuenta las costumbres tradicionales de los adultos frente a las de la juventud. Suele ocurrir que se llega a un punto en que puede considerarse poco atractiva la permanencia en este mundo en tales condiciones y deseable el tránsito a aquello en lo que uno cree que viene después. En ese momento el ser humano puede llegar a comprender, por estas razones, que a muchos pueden parecer inaceptables, que la vida debe llegar a su fin por voluntad propia. Y es posible que, en consecuencia, la persona decida dejar que la vida se extinga cuando llegue el momento, pacíficamente, sin recurrir a un último intento desesperado de supervivencia. Caer postrado en una cama días, meses o años, es estar limitado en los movimientos, sentir cómo la angustia nos invade totalmente hasta no poder siquiera desahogarnos o expresar ese sentimiento. Es un estado intolerable e inhumano. Las enfermedades llevan a veces a los más crueles sufrimientos y nadie tiene derecho a ser sometido a esta tortura de estar atado a aparatos como el respirador artificial, sometido a la alimentación por sonda o endovenosa, a defecar a través de una bolsa de colostomía, a orinar por medio de un catéter o, como si fuera poco, si existe una orden médica para restricciones físicas, a que las enfermeras deban amarrarle las manos de la cama por si intentas quitarte algo. No siempre se puede predecir en qué circunstancias una persona llegará a un estado de insanidad absoluta. Lo recomendable será, siempre, prevenir, cuidar la salud en todos los aspectos, alimentarnos responsablemente, hacer ejercicio, mantener mente positiva y nutrirse espiritualmente en aquello que mejor creemos, sea en la fe religiosa o en los idealismos morales, filosóficos o espirituales más puros que hayamos cultivado.

El tiempo no parece seguir su rumbo. Huele a remedio combinándose con otros olores menos agradables. La muerte se esconde tras las cortinas y se burla de los más débiles. Las noches en un hospital o cualquier institución de salud parecen no tener fin. Mientras la ciudad afuera continúa su rutina y las personas duermen tranquilas en sus hogares, por los largos pasillos de un hospital, donde las paredes parecen tener grabados los lamentos de dolor y angustia, avanzada la noche, se oyen pasos apurados de médicos y enfermeras, a veces por las emergencias que se presentan o porque cualquier monitor ha encendido la alarma en señal de que alguien ha muerto o está en sus últimos momentos. Mientras tanto uno de tantos pacientes terminales descansa en una cama terapéutica para que las úlceras adquiridas por la presión de la larga estadía no duelan tanto. Por suerte siempre habrá personal profesional que sabe cómo aliviar el dolor. En 2009, cuando me hallaba trabajando en New York, un paciente me decía: "Es tanta mi angustia y dolor que quisiera cerrar mis ojos y no despertarme más". Se despertaba en la mañana mirando alrededor y pensaba: "¡Aún estoy vivo! ...Puedo ver las enfermeras cruzar por el pasillo; anoche cuando me pusieron el sedante, creí que por fin este martirio terminaría..." Al rato, cuando yo entraba lo encontraba de mal genio, angustiado por su estado; me pedía entonces un vaso de agua, le ponía la pajilla en la boca y entonces me miraba, y me daba las gracias.

Suenan teléfonos, sirenas de ambulancias en la calle, gritos de dolor o angustia en las habitaciones anexas. No hay peor prisión ni castigo que esto. Pasarán inviernos, primaveras, veranos y otoños y el paciente se preguntará: "¿Cuándo terminará esta agonía?" Porque mirar siempre la misma puerta, la misma ventana, el mismo reloj en la pared, que parece no avanzar, haría necesario incluso cambiar también la pintura que adorna la entrada de la habitación. La presencia de las enfermeras que prestan los cuidados básicos procurarán algo de alivio porque ante la llegada de la familia querrán que vean presentable al paciente, o al menos limpio, aunque su rostro reflejará las consecuentes señales de la enfermedad, con ojeras marcadas y piel deshidratada, muchas veces con alergias, manos y pies hinchados por las infusiones intravenosas, las punzadas de las jeringas desechables del que llega en medio de las sombras al amanecer a sacarle unos centímetros de sangre a fin de averiguar el progreso del tratamiento, o de la enfermera de turno que viene a aplicar el sedante para mitigar el dolor.

Es en esta situación cuando, mientras el paciente conserve su lucidez, el respeto de su voluntad debería mantenerse hasta el máximo, aunque más adelante, si las circunstancias se agravan, haya que recurrir a los protocolos que decidirán finalmente la oportunidad de elegir entre la vida y la muerte, situación que nunca dejará de ser dramática o conmovedora. Una noche en San Diego California, año 2002, en un centro de cuidados para pacientes terminales y mientras cuidaba a Úrsula, una paciente argentina que estaba en sus últimos estertores, me inspiré a escribir lo que experimenté en ese momento tan triste:

"Al entrar en su habitación, vi que luchaba aún por su vida, arañaba y gritaba pidiendo su medicina, pero el dolor y la enfermedad la vencieron. Las fuerzas fueron disminuyendo, su respiración se fue haciendo más difícil, cerró los ojos y comenzó a palidecer. Pude notar sin embargo que su piel, brazos y piernas todavía conservaban algo de temperatura aunque su nariz y pies estaban fríos. Agarré su mano, ya inmóvil, vi sus uñas entre azul y blanco, la sentí tibia pero después de unos minutos, sentí el frío de la muerte inevitable que poco a poco invadía su cuerpo. Sólo alcanzaba diez respiraciones por minuto pese al oxígeno que tenía puesto. Su pulso bajó poco a poco. Me acerqué y le dije al oído, presintiendo que me escuchaba: -Pronto acabará tu dolor, Dios está extendiendo su mano hacia ti, escúchalo, míralo, obedécele y descansa en paz-. Después de quince minutos, no volví a escuchar las respiraciones y su piel se tornó tan blanca como un papel. Todo había terminado. Me levanté de su lado, no sin antes rezarle un Padre nuestro y pedir para que su alma descansara en la paz eterna."

Úrsula logró vivir hasta los 69 años, gracias a un trasplante de riñón que le habían practicado cuando tenía 45 luego de un diagnóstico de insuficiencia renal terminal. La causa de su muerte fue neumonía por aspiración complicada con asma y cáncer de garganta.

En el 2009, cuando empecé a escribir este libro, recibí una sugerencia de Claudia Patricia Salcedo, enfermera que trabaja en San Francisco, ella me mencionó la donación de órganos, entonces busqué una fuente que me indicara acerca de este tema. Realmente me parece muy importante que la gente sea consciente de que un órgano puede salvar vidas y este es el informe que encontré:

Al momento de morir, donación de órganos

"No te lleves tus órganos al cielo, aquí en la tierra los necesitamos". Con estas palabras Jean Pierre Campos promueve la donación de órganos desde que tenía ocho años. Cuando le diagnosticaron hepatitis autoinmune sus defensas bajaron y lo atacaban, dejando desprotegidos sus tejidos y órganos. No tenía posibilidades de curarse y le resultaron várices en el esófago. Su estómago estaba inflamado porque sus riñones no filtraban los líquidos, haciendo retención. Esto le causaba fuertes dolores de cabeza que le perjudicaban el sueño y la memoria. A pesar de su condición, llegó a los 20 años controlando sus problemas de salud con medicina, aunque tuvo un nuevo diagnóstico en el 2011: Cirrosis hepática.

Qué lamentable es que un paciente pierda su vida esperando por un órgano que puede salvarle, bien puede ser un riñón, córnea o cualquier otro parte vital. Pero peor es saber que hay muchos que no quieren donar sus órganos. ¿Para qué les van a servir después de muertos?

A médicos y enfermeros les toca vivir la satisfacción de ver la alegría que siente un paciente al recibir un órgano que le da la oportunidad de llevar una vida normal y sin el problema de salud por el que padecía. Una muerte inevitable en una persona joven, potencialmente calificada para donar órganos, consigue transformarse en vida para muchos enfermos terminales gracias a familiares conscientes que son capaces de razonar y aceptar la realidad de una pérdida inminente donde no hay salida. Y aunque el dolor les invade y tengan su corazón roto, tienen la valentía de tomar la decisión sabia, dándole la oportunidad de recuperarse a otros pacientes. Los profesionales de la salud consideran un fracaso de la medicina la muerte del ser humano, pero también han considerado que puede ser fuente de vida para otros, gracias a la donación de órganos.

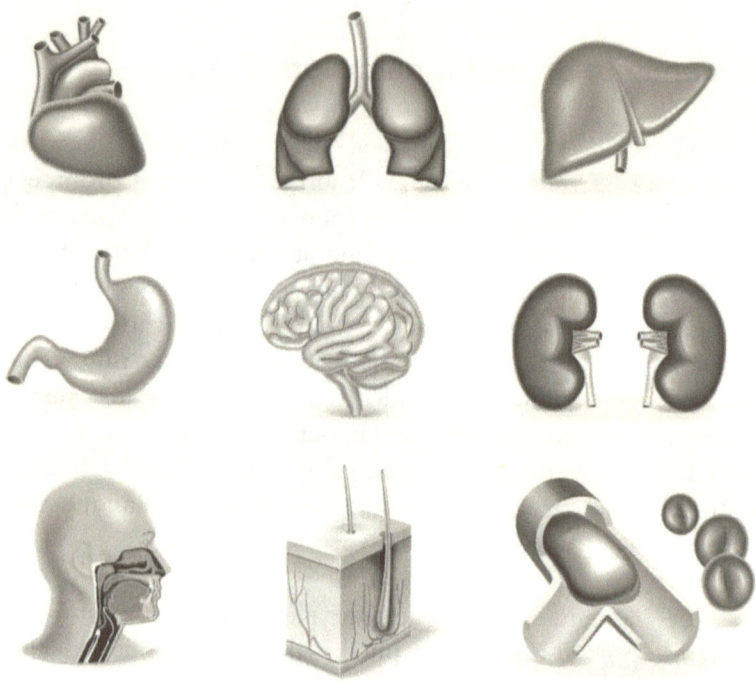

Los órganos sanos de nada sirven a los gusanos, es como tirar a la basura la comida que sobra de un banquete cuando existen muchas personas con hambre. En cambio una partecita del cuerpo sí le sirve a cantidades de personas que esperan con paciencia, un órgano para reparar su cuerpo. Nadie puede reemplazar la pérdida de un ser querido, pero cuando donamos los órganos de familiares que fallecen en circunstancias donde los órganos están intactos, se siente satisfacción, porque parte de ellos habitará en quienes gracias a esa donación continuarán viviendo. Moralmente contribuir al bienestar de otros de esa forma es uno de los actos más gratificantes y más nobles.

Como aún no se acaban de perfeccionar algunos aparatos que reemplacen la función de órganos vitales como el corazón, el hígado o pulmón, la única alternativa sigue siendo la de la llamada Medicina Sustitutiva. Sin embargo, la técnica de los trasplantes sigue siendo bastante riesgosa, como sucedió con el famoso cantante argentino Roberto Sánchez más conocido como Sandro de América en el 2010. A Sandro le hicieron trasplante de corazón y pulmón, pero le dio infección debido a que el organismo rechazó el pulmón donante, lo que le llevó finalmente al deceso. Siendo realistas debemos pensar que la muerte no elige por edades ni por niveles de gravedad, entonces lo más conveniente es prepararnos para ese último evento igual que nos preparamos para un paseo de luna de miel, una fiesta de aniversario o cualquier otra eventualidad.

Prepararse

La muerte no avisa y entra sin tocar la puerta en cualquier instante. Por lo tanto debemos estar preparados para cuando el momento llegue. Si padecemos alguna enfermedad que sea de tanta gravedad como para pensar que podría ser fatal, entonces hay que tener en cuenta ciertos detalles. Estar pagando un seguro de vida, donde se garantice que no le dejará a nadie esa deuda ni el problema de saber cómo se van a pagar los servicios funerarios, gastos que son inesperados la mayoría de las veces. La cremación es una alternativa para ahorrar dinero, tampoco se requiere de un ataúd lujoso. En el mercado, las diferentes compañías de servicios funerarios ofrecen diversas opciones dependiendo del bolsillo y creencia religiosa de cada consumidor. En Colombia existe un necro escultor, quizá hay más, pero solo conozco a Oscar De Julián de Pasto Nariño, el moldea sus obras con cenizas de animales o de humanos, con precios accesibles alrededor de $850 dólares, dependiendo el tamaño. La gente le lleva las cenizas y quieren perpetuar su memoria haciendo una figura, ángeles, caras o cualquier otra escultura, para ponerla en la casa en un sitio especial. Personalmente, le he dicho a mi hija, que cuando yo me vaya de este mundo, mande a hacer una escultura gatuna y la ponga en la mesa de centro en la sala, ya que me encantan los gatos. Oscar mezcla las cenizas del muerto con otros productos para aumentar el volumen y darle consistencia suave al moldear. Lógicamente la iglesia católica se opone a estos gustos tan particulares de este necro escultor, pero igual, algunos familiares esparcen las cenizas de sus difuntos al viento o las tiran al campo como abono, entonces no veo por qué escandalizarse por preferir hacer una figura y ponerla en el centro de la sala.

Pero volviendo al comienzo les decía que el beneficio de tener un plan prepago, es que permite discutir en detalle los deseos de cómo se quiere el funeral: La urna, el ataúd, el vestido, las flores y la música, inclusive hasta los pasabocas que se pueden repartir durante el velorio. Además evita futuros gastos extras para la familia. Si la persona se encuentra en el extranjero, puede comprar un certificado de repatriación, muy importante para los que estamos fuera del país; incluye embalsamamiento del cuerpo, ataúd, gastos de aduana y transporte. Esto también ayuda economizar costos de transporte, aunque esto no incluye servicio de cementerio ni arreglos florales. La póliza es válida por cinco años solamente y la persona la puede renovar.

Reacciones frente a la enfermedad terminal

Negación, enojo, negociación, depresión y aceptación:

En mi experiencia a lo largo de estos años trabajando en el área de salud, me he dado cuenta de que la muerte por enfermedad y no por accidente tiene un proceso, cada persona tiene esos cambios de forma diferente, basada en su cultura y forma de ver la vida. Pero todos tenemos también experiencias cotidianas al respecto.

Por ejemplo, cuando mi madre recibió el diagnóstico de cáncer en el 2000, en   una de sus visitas de rutina al doctor, ella le expresó que sentía cierta molestia en la espalda, como que algo le tiraba, quizá un ligamento, pero al punto de sentir dolor. Vi entonces como ella se negó a creer que tenía cáncer de seno, después de los exámenes que le hicieron. Pensó que quizá habían equivocado los exámenes y me dijo: "Posiblemente esas enfermeras por estar pegadas del celular mezclaron esos resultados con los de otra paciente".   También dijo: "Ese médico no sabe nada, no me revisó bien, a lo mejor es leche acumulada que tengo en forma de bolita, pero yo me siento bien y ese dolor de espalda, sería de cargarlos a ustedes cuando eran bebés".   Buscó así una segunda opinión después de unos meses cuando viajó a Colombia. Le hicieron los   exámenes y el resultado fue el mismo.   Ella compartió finalmente la información con la familia, a diferencia de muchas otras personas que callan y se aíslan por no despertar la lástima de los demás y porque piensan que pueden encontrar todavía un tratamiento, evitando sembrar sin necesidad pánico en el hogar. Otros pacientes se guardan el secreto y niegan tener una enfermedad incurable.

Pero al saber el diagnóstico el paciente se pregunta: "¿Por qué me tiene que pasar esto a mí?" Aparece el enojo, la rabia y quizá la envidia de ver a otros sanos. Discuten con los médicos, subestimando su profesionalismo. Llega el enojo con las personas que les rodean, no quieren hablar del tema y reprochan al mismo Dios: "Por qué Dios, qué estoy pagando, si he sido un buen cristiano... Esto no me puede estar pasando a mí, cuantas personas en el mundo tan malas, criminales, violadores, estafadores y por qué yo, por qué?..."

Incluso pueden llegar a manipular sentimentalmente a los familiares, como Don Jesús García, de Montenegro, (Quindío, Colombia), a quien conocí en Armenia, donde trabajé como promotora de salud. Los hijos le pedían prestado el carro para hacer alguna diligencia y les decía: "Ehhh, todavía no me he muerto y ya se quieren apoderar de mis cosas, esperen a que me muera para que hagan los que les provoque..." O simplemente repetía que él era un mueble más en la casa: "Felices van a estar el día que me muera, verdad?" Mientras tanto los síntomas de su enfermedad diabética avanzaban.

Pero después de haber aceptado, una persona que no tiene escapatoria, se comporta igual que un niño, se compromete a portarse bien para ganar el permiso de ir al paseo de la escuela a final del curso. Tratan de negociar con ese Dios al que por primera vez en muchos casos comienzan a aferrarse desesperadamente. Le hacen grandes promesas con tal de recuperar la salud. Visitas a la basílica de Buga, ir a pie al Cerro de Monserrate en Bogotá e inclusive subir de rodillas marcando con sangre el tosco suelo mientras se dan latigazos, como sucedió con cierta señora que no alcanzó a llegar al objetivo, pues los paramédicos tuvieron que recogerla de emergencia casi deshidratada y con heridas bastante serias. Otros prometen vivir de una forma distinta y mejor. Por ejemplo los alcohólicos prometen no tomar más si logran sanarse. Sin embargo, he podido comprobar que los pacientes operados de corazón abierto o cualquier procedimiento relacionado con el corazón, son pacientes muy agradecidos y se les nota la alegría de vivir. Ellos sienten como si hubieran vuelto nacer, son los mejores pacientes en el hospital. Pero al igual que prometen no volver a comer insanamente, dejar de fumar, no comer más grasa ni alto en sal, algunos vuelven a sus malos hábitos, porque así somos los humanos, tercos, y nos dejamos llevar por el placer de comer sin pensar en las consecuencias más adelante. Cuando se trata la enfermedad y no hay resultado positivo al tratamiento, el desenlace fatal es inminente y los síntomas se aceleran. Es cuando algunos pacientes entran en una depresión totalmente comprensible, pues debe ser muy triste y angustiante saber que le quedan meses de vida y que no se puede detener el calendario. Llorar es lo único que les desahoga, igual que cuando pierden a un ser querido, porque sirve de terapia y descarga la angustia a veces. Pero puede venir el peligro de suicidarse o aplicarse la eutanasia directamente cuando se pierde el gusto por todas las cosas que antes causaban placer. Se comienza a pensar en el testamento, en a quién dejarle las pertenencias, y sobreviene la angustia de ver que todo aquello material que los hacía acreedores de algo un día ya tendrá que quedar en manos de otros porque a la tumba no pueden llevarse nada. Suelen empezar a ordenar todo como quien va de viaje y regalan algunas cosas, saben que un mundo desconocido más allá les espera, llenándose de miedo y desconsuelo, lo que les causa la más honda melancolía. Pero es aquí donde la familia debe intervenir positivamente. Darles todo su apoyo y amor. Hacerles los días agradables, salir de paseo, visitar la familia y las amistades o disfrutar de salidas al aire libre con paisajes naturales si las condiciones del paciente lo permiten, y se puede movilizar aunque sea en silla de ruedas. Hablarle y preguntarle todo lo que se quiera saber, porque muchas veces callamos cosas que por vergüenza no nos atrevemos a decir o preguntar. Con los padres, parejas, hermanos e hijos, siempre debiera ser así, no solamente en esos momentos cuando la angustia y desespero invaden y no hay ni deseos de hablar. Cuántos secretos se habrán llevado a la tumba las personas por falta de comunicación.

Y por último llega la resignación y aceptación cuando se toma conciencia de la muerte como final próximo e inevitable. El cambio de actitud es evidente, y la realidad se impone. Esta etapa lleva a las personas a un estado de serenidad donde no se está ni feliz ni triste. En esta etapa no importa si se está junto a alguien que le haga compañía. Expertos describen esta etapa como "el necesario receso antes de comenzar el definitivo viaje". Las personas finalmente reciben aquí el cariño de quienes las quieren y se sienten bien cuando alguien está con él o ella. Así tuve que ver a mi propia madre cuando el cáncer se le presentó en otras partes del cuerpo y con otras complicaciones. Cuando fui a visitarla a San Diego en 2008, no parecía la misma de hacía un año atrás luchando por superar el problema y a veces pensando en tratar otros médicos por si los otros se habían equivocado. Pero en 2009, en la última semana que la visité, se veía muy tranquila y me dijo que no tenía dolor y que se sentía bien. Hasta le preguntó a mi hermana cuánto valía el pasaje para irse a otro crucero aún más largo del que ya había estado dos meses antes de recluirse en el hospital. Ese día antes de morir, estuvimos viendo videos de Carlos Gardel, fotos de Filandia y otros pueblos, hasta tarareó una canción que le gustaba mucho: "Tomo y obligo /mándese un trago, /que hoy necesito el recuerdo matar…" Me pidió el favor de que le lavara el cabello y le arreglara las uñas. Pero no quiso que comprara el boleto de avión para viajar a Colombia, me dijo, esperemos a ver qué pasa con este tratamiento. No se les puede pedir milagros a los médicos, una nube negra cruzó por mi mente y un escalofrío entró en mi corazón. Sin embargo me hizo varias recomendaciones familiares y eso ya me pareció extraño, sabía que moriría muy pronto. Esa tarde no estaba preocupada porque mi hermana no había ido ni tampoco mi hermano. Parecía que deseaba estar sola y entonces me fui y la volví a ver la mañana siguiente, pero fue muy tarde, ya no pudimos hablar más, todo había terminado.

Cómo enfrentan los familiares

En New York, para el año 2008, vi varios casos en que algunos familiares lo toman con realismo y sin tanto drama, aunque todas las personas tienen diferentes formas de tomar

una noticia cuando un familiar está en sus últimos momentos. -
Es mejor que el Señor se la lleve a descansar, la vamos a
extrañar mucho, pero que podemos hacer-, decía Mercedes mi
amiga, con lágrimas y la voz quebrantada cuando recibió una
llamada de su hermana diciéndole que Berenice, su hermanita
mayor, enferma de cáncer de garganta y de pulmón, se
encontraba ya bajo efectos de la morfina para calmar el dolor.
La llevaron al hospital porque gritaba mucho y no sabían cómo
contralarla. Comía como un niño, todo líquido y espeso, la
mujer que en su juventud fuera deseada por tantos hombres,
que tuvo no sé cuantos amantes; de sus carnes firmes, sus ojos
vivos y coquetos, ya no quedaba ni la mitad; el velo de la muerte
la envolvía ahora implacablemente. Solo una tenue y lánguida
sonrisa enmarcaba su flaca y pálida apariencia porque durante
los últimos días no había podido recibir alimento, ni agua por la
inflamación de la garganta, y no habían querido recurrir a la
alimentación por sonda, ni quería que la entubaran aunque tenía
problemas para respirar, pues el cáncer iba carcomiendo cada
día sus pulmones y solo aceptaba la máscara de oxígeno. Total
para tanto sufrimiento que le causaban sus dos hijas, era mejor
morirse, comentaban. Prepararon todas las diligencias de
funeraria, Berenice no había firmado ningún documento del
Derecho de morir dignamente, pero siempre había expresado
verbalmente su punto de visto en estos casos. Fue entonces
cuando hablaron con ella y ésta aceptó firmar dicho documento
después de una reunión con el médico, la trabajadora social, una
enfermera, terapista y familiares. En la sala de su casa se
reunieron todos sus hermanos y se pusieron de acuerdo en que
era mejor la cremación y en que sus cenizas las llevaran a la
orilla del mar para esparcirlas sobre el agua.

Pero muchas veces los familiares, en el último momento y
ante la pérdida inminente de su familiar, piden al doctor que
haga todo lo posible por salvarle la vida y es así como vemos
pacientes con miles de tubos por todo el cuerpo y una máquina
haciendo el trabajo por ellos, respirando artificialmente y con
los dolores más espantosos. No es fácil tomar esa decisión

porque ante esa mirada fija y angustiante muchas veces no sabemos si están pidiendo vivir o si desean irse para siempre. Mientras sujetamos la mano de esa persona a quien la muerte arranca ya de nuestro lado cruelmente, nos debatimos entre creer que seríamos asesinos si la desconectamos de todo aquello que la sostiene viva artificialmente, y el horror de verla convertida en un zombie sin voluntad. No sabemos qué es mejor o peor.

II

Derecho de morir dignamente

Tuve la oportunidad de saber cómo es el documento que los pacientes firman, cuando aun están en un estado de salud no tan crítico o al menos en sus cinco sentidos, con el apoyo de la familia. Le serví de traductora a la señora Daniela Pereira, una paciente que tuve en New York y que padecía de cáncer de seno, diabetes e insuficiencia cardíaca. Daniela no hablaba inglés ni tampoco su familia. Daniela hubiera podido vivir por más tiempo, pero en unas condiciones poco humanas, atada al respirador artificial, diálisis y otros tratamientos. Una vez se le explicó todo, ella dijo que sí firmaría el DMD (Derecho de morir dignamente) mucho antes de caer enferma, porque -¿Qué calidad de vida sería esa de estar en estado vegetativo sin una esperanza de volver a tener una rutina normal?-, me decía ella, cuando aun podía hablar, dos semanas antes de caer en gravedad intensa y luego de haber firmado su voluntad.

El DMD es un documento legal en el cual el paciente expresa su última voluntad y en el que todo paciente asume el derecho de estar informado acerca de su diagnóstico y el tratamiento de su enfermedad en términos que sean comprensibles, o sea en un lenguaje sencillo.

Puede decidir, bajo criterio, libertad y responsabilidad del paciente, sobre su propio cuerpo y de la vida que le anima, pudiendo elegir libremente y con amparo legal -que protege el consentimiento otorgado expresamente-, el momento y los medios adecuados para poder morir de forma dulce y sin sufrimiento.

Aunque el paciente no quiera recibir ningún tratamiento, y que está en todo su derecho de rechazar, es quien tiene la última palabra. Pero seguirá recibiendo atención y cuidados para evitarle sufrimientos.

Recibirá asistencia médica y psicosocial específica y adecuada para poder asumir el estado de gravedad, que es lo que llamamos "cuidados paliativos", se debe respetar siempre lo que la persona haya declarado en el documento, en el deseo de lograr su alivio para el dolor, mediante ayuda médica, cuando aun recibiendo los cuidados paliativos, sea insoportable el sufrimiento, según el concepto del paciente. Como parte del tratamiento integrado se debe otorgar la ayuda espiritual de pastores o sacerdotes, dependiendo de la religión que tenga. El personal médico provee los cuidados médicos elegidos por el paciente en unión de la familia, excepto cuando vayan en contra de la ética profesional.

Una vez recibido el diagnóstico de Daniela y su confirmación, la trabajadora social les recomendó hacer una lista de preguntas por anticipado antes de visitar al médico especialista, para no olvidar detalles, en el que incluyeron los aspectos clínicos, psicológicos, gustos particulares de la paciente y aspectos sociales que les preocupaba, porque ella era muy tradicionalista, y no estaba acostumbrada a estar fuera de la casa. Toda esta situación la tenía estresada, agitada y sobre todo muy ansiosa, de saber que pronto llegaría el desenlace, aquel que todos esperamos.

Estos detalles sirven de guía para el equipo médico y ayudan a dar un excelente cuidado al paciente. Es muy importante entablar un conocimiento estrecho y cercano con el médico, dialogar acerca de las opciones que propone a fin de controlar los síntomas ligados a la enfermedad (debilidad física, insomnio, sudor, fiebre alta, sed excesiva, dolor, vómitos, falta de apetito y dificultad para ingerir alimentos o bebidas, etc. y darle tiempo y oportunidad) durante dos o tres visitas de que pueda apoyar emocionalmente al enfermo. A menos que el deceso se prevea muy cercano, en las primeras visitas no resultará todavía apropiado reclamar algún tipo de ayuda concreta para morir dignamente -evitando agonías y encarnizamientos terapéuticos inútiles-, aunque sí puede ser ocasión para sacar a colación cuanto se relacione con el "Derecho a morir Dignamente" del paciente.

Hay que reiterar que hay una gran cantidad de medios sofisticados y perfeccionados para prolongar la vida de una persona: tales como pulmones mecánicos, riñones artificiales, estimuladores cardiacos, y no se duda de la importancia que tienen en personas que lo requieran para recuperar la salud y volver a la vida normal. Pero está en discusión si se debe utilizar en los pacientes con enfermedades terminales, con un corto pronóstico de vida, porque sería por un tiempo limitado, generando en cambio gastos excesivos e inútiles a los familiares, si estos no cuentan con los recursos necesarios o un seguro médico. Aunque cuando se vive una situación personal como me tocó a mí con mi madre, se sabe que no importa el dinero que se invierta, si se puede conservar la vida aunque sea unos días más. Mi madre por ocho años estuvo batallando con su mal. Empezó con cáncer de seno, después cáncer de piel, que es menos peligroso, según dicen; luego cáncer en la matriz, osteoporosis, presión alta, colesterol y anemia, que era lo que los médicos siempre le decían, hasta que todo se complicó y el cáncer se expandió al resto de los órganos. No era ninguna anemia, pero para evitarle más depresión o por falta de un diagnóstico más seguro, eso fue lo que le dijeron al comienzo. Una semana antes del fallecimiento confirmaron pancitopenia, una forma de leucemia terminal, y con lo cual el doctor nos dijo que sólo se mantendría viva mientras el cuerpo soportara las transfusiones de sangre y plaquetas. En esa misma semana recibió tratamiento de quimioterapia, y ella dijo -Total, si me muero, era porque ya me tocaba y si se prolonga un poco más mi existencia, pues mejor, así logro ir a Colombia-. Finalmente, dos horas previas al deceso, sufrió un paro cardio-respiratorio, y al no tener defensas en el cuerpo, le subió fiebre de 104 f (40 grados C) grados, debido a la septicemia, entró en coma y murió. Por eso insisto que no es cómodo tomar una decisión y decirle al paciente la verdad. Yo no encontraba qué decirle para consolarla y ese velo de angustia en sus ojos me mataba esa misma tarde en que la vi aun viva. Me negaba a esa triste verdad, me cegué, aferrada quizá a pensar que los médicos se habían equivocado en el diagnóstico.

En el DMD, van datos al comienzo del documento, tales como nombre completo con apellidos, dirección, fecha de nacimiento y documento de identidad. Luego podríamos empezarlo más o menos así, bueno así voy a hacer el mío:

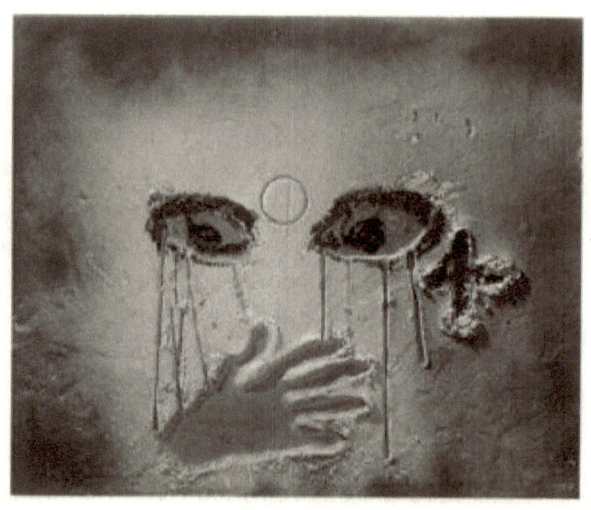

Yo **Blanca Irene Arbeláez**, mayor de edad y con domicilio en:_____ y en plenitud de mis facultades mentales y físicas, libremente y tras prolongada meditación en mis noches de agonía y padecer, quiero declarar que si llego a encontrarme en una situación en la que no pueda tomar decisiones sobre mi cuidado médico, a consecuencia de mi quebranto físico y/o mental, por encontrarme en uno de los estados de salud que menciono a continuación, enumerados en este documento, y si tres médicos diferentes coinciden en que mi estado es irreversible, mi voluntad inequívoca es la siguiente:

1. Que no se prolongue mi vida por medios artificiales, tales como respirador mecánico, fluidos intravenosos, medicinas o alimentación artificial por sonda naso gástrica o tubo gástrico.

2. Que se me proporcionen las medicinas necesarias para calmar angustia psíquica y dolor físico causado por la enfermedad o por falta de fluidos o alimentación, aun en el caso de que puedan acortar mi vida.

3. Que si me encuentro en un estado particularmente escuálido, flaco y demacrado, con lesiones de tercer grado por presión en la cama, alergias severas generalizadas en todo mi cuerpo (90%), se me administren los narcóticos necesarios para acabar definitivamente, y de forma rápida e indolora.

4. Los estados clínicos a los que hago mención más arriba son:

   • Fibrosis Quística Pulmonar
   • Poliomielitis o múltiplo-esclerosis
   • Lupus Eritematoso
   • Enfermedad de Creutzfelt Jakob

- Cáncer en fase terminal o SIDA (Rechazo quimioterapia para cáncer en órganos internos)
- Daño cerebral severo e irreversible.
- Tumor maligno diseminado en fase avanzada.
- Enfermedad degenerativa del sistema nervioso, neurológico y/o del sistema muscular en etapa terminal con importante limitación de mi movilidad y falta de respuesta positiva al tratamiento específico si lo hubiera.
- Enfermedades de gravedad comparable a las anteriores, (tales como diabetes avanzada) Rehúso estrictamente tratamiento de diálisis y transfusiones de sangre.

5. Otros problemas de salud: como resultado de accidentes fatales, donde quede con amputaciones de mis extremidades, que quede parapléjico y pierda mis facultades mentales.

6. Que me concedan el deseo de ver las personas que yo más quiero, como familiares y amigos más importantes para mí. Mientras dura mi agonía, comer lo que yo desee sin restricciones de dietas, permitirme escuchar mi música preferida y álbumes de fotos.

7. Que cuando se llegue el día de mi muerte, para el funeral, quiero que me maquillen muy bien y me pongan el vestido que mejor lucía en vida, tal como si en realidad me fuera a un largo viaje.

8. Nombro como mi representante para que vigile el cumplimiento de mi última voluntad sobre el final de mi vida expresada en este documento y tome las decisiones necesarias para tal fin, a:

Nombre del representante (Jennifer Bauman),

I.D(_____)

—Así mismo, que no se culpe a los médicos que me atiendan y los redimo de toda responsabilidad civil y penal que pueda derivarse por llevar a cabo los términos de esta declaración.

—Me guardo el derecho de invalidar esta manifestación en cualquier momento, en forma oral o escrita.

Lugar _____

Fecha (_____/_____/_____)

Firma_____

Observación importante:

La pérdida de salud física debido a decaimiento, aumenta la debilidad y inmovilidad, disminuyendo al mismo tiempo el nivel de conciencia y la capacidad de ingerir alimentos sólidos y líquidos. Progresivamente la persona no controla sus funciones fisiológicas de evacuación. El concepto de muerte digna encierra la medida de morir sintiéndose persona aún y no un despojo humano.

Según la Dra. Ofelia Medina, de un Hospital de Chicago, hay una gran diferencia entre la sedación paliativa y la sedación terminal. En la paliativa se usan medicamentos para aliviar el sufrimiento de un paciente no necesariamente terminal; en la sedación terminal o en la agonía, se trata a un paciente que va a morir en cuestión de días.

Es éticamente incalificable ocultar la realidad a un paciente que quiere conocerla. La información acerca del estado de salud del paciente sólo se le da a individuos que sean facultados y nunca se dan detalles por teléfono o notas de papel a segundas personas, porque por teléfono cualquiera puede llamar y decir que es el hijo o el familiar cercano.

La relación del paciente terminal con su familia en cualquier forma de expresión (silencios, miradas, gestos, palabras), adquiere cambios y significados distintos de los que tendría en un contexto normal, llevando a la ansiedad por ambos lados. Porque en medio de una conversación puede haber interrogantes acerca del futuro y planes que no son fáciles de responder. La prolongada estadía en el hospital, la ausencia de visitas por parte de la familia, con la excusa de no tener tiempo porque deben trabajar o no hay con quien dejar los niños, donde el paciente asume que el desenlace llegará pronto, es una situación que todos en algún momento tendremos que enfrentar. No decirle la verdad acerca de su estado de salud, es estancarlo en su casi última voluntad con una cadena de mentiras, diciéndole que todo va a estar bien y que pronto llegará a casa a realizar su rutina habitual. Se le debe hablar de lo que puede suceder si el organismo no responde al tratamiento y distraerle la atención en las cosas que le gustan y lo que le hace feliz, como triunfos que haya tenido, las buenas obras que haya realizado y lo importante que es para la familia.

Lo más humano es decirle la verdad de la manera más sutil posible sin alimentar falsas esperanzas, respetar sus expresiones y compartir sus sentimientos. Aunque el médico es la persona autorizada para dar ese primer paso de contarle al paciente que pronto va a morir. Vi un caso muy triste en el hospital de San Antonio Texas, donde el paciente no sabía de qué padecía; preguntaba por el médico porque quería saber cuándo regresaría a su hogar, pero siempre encontraba evasivas. Don José se veía entusiasmado con su viaje que tenía preparado a pesar de sus dolencias. Tenía comprado su boleto de avión para ir de vacaciones a Perú, su tierra natal. Cuando le pregunté el motivo de estar en el hospital, me dijo que sólo era un problema estomacal y por eso con poco alimento sentía la sensación de llenura y gases, nunca le dijeron que tenía cáncer de estómago y que se había propagado por casi todos sus órganos internos. No le hicieron ningún tratamiento de quimioterapia ni radiaciones porque era inútil pelear contra el cáncer terminal. Únicamente la familia sabía toda la verdad del diagnóstico pero no quisieron que el oncólogo se lo dijera al Sr. José, porque entraría en depresión y querían recordarlo alegre como siempre había sido. Finalmente regresó a la institución una semana después en estado crítico y al día siguiente murió llevándose a la tumba la duda y pensando que sólo era una úlcera de estómago.

No debe morir solo sino recibiendo el amor de la familiares y amistades, el cuidado de personal médico, los cuales facilitarán los medios necesarios para combatir el dolor. El paciente debe ser tratado como un ser humano vivo hasta sus últimos momentos, sin mostrarle lástima, aunque sea terrible la situación, buscando formas de alegrar sus instantes, recordando anécdotas, compartiendo música y toda clase de objetos que le sean queridos, y quizás películas si está en condiciones de verlas en un televisor. Después del deceso de la persona, la familia debe recibir ayuda espiritual y sicológica competente para enfrentar la muerte de su familiar, si estos lo requieren, a menos que estén ya suficientemente preparados. Los duelos deben estar completamente informados acerca de las circunstancias en que ocurrió el fallecimiento, si no están presentes en ese momento.

Pero hay situaciones que muchas personas no están preparadas para asumir en un caso de enfermedad incurable. Pensamos que la muerte sólo les llega a ancianos o nos da temor hablar del tema. Es entonces cuando ocurren los suicidios que aparentemente parecen no tener una explicación. En unas vacaciones que pasé en Cali, Valle, visité a mi tía Edelmira. Ella tenía un vecino amigo que vivía en el conjunto de apartamentos, y frecuentaba además la tienda de abarrotes que ella y su esposo tenían casi en la esquina. Siempre preguntaba por *Motrín* de 500 mg. para el dolor y luego pasaba a la licorería que había enseguida. Ella sospechaba que algo estaba pasando con este joven, le decía al esposo en voz baja, porque ese joven siempre se había distinguido por ser educado y de buenos modales, pero últimamente lo estaba viendo como raro, nervioso y muy acelerado, por lo que pensó que posiblemente estaba en drogas. Pero no fue sino hasta cuando salió la noticia en los periódicos que la vecindad supo la realidad de las cosas. A este joven le habían diagnosticado cáncer terminal de hígado cuando se encontraba en su último semestre de administración de empresas en la universidad y esto le hizo pensar que la vida le jugó sucio. En su habitación de estudiante, las noches de angustia que enfrentó fueron largas y extremamente solitarias. Sólo en el licor encontró desahogo, empeorando aun más la situación, porque entonces empezó a vomitar sangre. Los gritos desgarradores de dolor profundo hacían vibrar los cristales de los ventanales del segundo piso donde vivía humildemente con sus padres. Un día aprovechó que ellos no estaban, por encontrarse en un paseo de aniversario, para lanzarse al vacío desde la azotea a la que con la excusa de contemplar la ciudad había subido minutos antes.

El suicidio podría verse desde este ángulo trágico como una forma desesperada de huir del sufrimiento intolerable e injusto, inútil. La eutanasia es, en cambio, la ayuda que alguien o uno mismo puede realizar para causar la muerte cuando las condiciones de vida son ya definitivamente imposibles y tienden a deteriorarse irreversiblemente, buscando evitar sufrimientos. Porque tenemos dos opciones, morir sin tanto sufrimiento o vivir hasta esperar el momento final sin importar la calidad de vida que se esté llevando.

III

Morir o vivir

Eutanasia

Cuando oímos hablar de eutanasia, pensamos casi de inmediato en una forma de legalizar el suicidio o el asesinato y el aborto, en que se trata de dar o darse la muerte, eso sí, abreviando o evitando el dolor inútil, el padecimiento injustificado. Complacer el deseo de morir en una persona que sufre de una enfermedad degenerativa sin cura posible es el fondo de esta cuestión. Y entonces comenzamos a entender que detrás de todo esto tiene que existir un gran fundamento de responsabilidad, de ética, de conciencia moral. En la práctica, sin embargo, sabemos que sólo el personal médico profesional está en capacitad para llevar a cabo estos procedimientos, los cuales, en ningún momento pueden ser actos violentos. Como sabemos también que a aquellos que desean vivir sin importar el pronóstico, se les debe respetar en todo lo posible ese deseo, incluso si las condiciones de vida no son las mejores.

Los griegos antiguamente pensaban que no era meritorio vivir en condiciones críticas de salud. Niños que nacían deformes eran abandonados bajo la idea de que serían una carga inconveniente para el estado. En Atenas daban a beber la cicuta a quien la solicitara explícitamente ante la corte. Se dice que el filósofo Epicúreo no se suicidó pero se emborrachó hasta perder la conciencia y no darse cuenta de la muerte. El sufrimiento, para Epicúreo, debía ser evitado o contrarrestado por el placer, que no siempre era el placer carnal sino también el intelectual y emotivo, como la amistad, la misma filosofía o la contemplación de la belleza. Muchos mueren sin darse por enterados cuando manejan a alta velocidad y en estado de embriaguez y eso que estamos en el siglo XXI. Para los griegos sin embargo, la eutanasia era alcanzar una muerte bella, en

35

armonía con la propia naturaleza. El suicidio como tal no era un ideal, como en cambio sí lo fue para los romanos en momentos en los momentos decisivos de su historia. En Grecia se respetaba mucho a los ancianos y la experiencia que representaban en el gobierno y en la vida en general.

Hablando en términos médicos, se conocen algunas clases de eutanasia, de las cuales citaré algunas de las más conocidas:

Eutanasia pasiva

Podríamos decir que en realidad no es eutanasia, porque en este caso lo que ocurre es el rechazo de todo tratamiento médico que prolongue la vida más allá de su término natural. Oponerse a un tratamiento obstinado, aunque sin rehusar los medios normales o comunes que permiten sobrevivir, no implica una voluntad decidida de acabar con la vida del enfermo, porque a veces las personas duran un poco más de lo esperado. Pero no podemos hacernos los tontos y pensar que una enfermedad clínicamente incurable, de la noche a la mañana desaparezca como arte de magia. Algunos miembros de la familia aceptan que se hidrate al paciente por vía intravenosa, se suministren remedios para calmar el dolor, se curen sus heridas si las hay y se le ponga oxígeno por cánula nasal, pero sin que se le dé ningún alimento o vitamina: puede durar cerca de un mes. Al paciente se le trata con dignidad y en ningún momento se le dice que es mejor que se muera para que no sufra o que está causando incomodidades en la familia.

Recuerdo el caso de Doña Hilda, en Quimbaya, Quindío, un pueblo cafetero de Colombia. A ella le dio un derrame cerebral severo y la familia lógicamente la llevó al hospital, pero los médicos no dieron esperanzas de una recuperación completa. Carecían de seguro médico y tampoco tenían dinero suficiente para pagar un tratamiento intenso que ayudara a su rehabilitación, ni enfermeras privadas que cuidaran de ella.

Optaron por llevarla a su casa y solo mantenerla limpia y ver como cada día la vida se esfumaba por la ventana de su habitación. Cuando Lorenza su hija mayor me llamó para cuidarla, la estadía en la cama había hecho de las suyas, tenía úlceras de tercer nivel que ya comprometían hueso y ligamentos. Al limpiar y tratar de curar sus heridas mis dedos podían palpar el hueso y esto me producía escalofrío y temblor en las rodillas. Sobrevivió dos meses con el poco alimento que le dábamos por sonda nasogástrica. De todos modos, esto no era calidad de vida y la familia pedía a Dios que se la llevara a descansar. Lógicamente sintieron el dolor de su ausencia, pero al mismo tiempo un poco de alivio, pues definitivamente el sufrimiento no era sólo de doña Hilda sino de toda la familia. Lorenza la abrazó, ya inerte, y mientras lágrimas negras de rímel rodaban por sus pómulos lisos, le decía, -Mamita me duele que te vayas, pero sé que ahora ya no tienes dolor. Me vas a hacer mucha falta, porque fuiste la mejor madre del mundo, ahora estás con Dios-.

Esto ocurre con mucha frecuencia, aunque la eutanasia pasiva deja que la mayoría de casos no se den a conocer, y los pacientes mueran por absoluta omisión.

Eutanasia activa

No me ha tocado un asunto de estos en los sitios donde he trabajado, o quizá no me he dado cuenta, pero confío en que he trabajado con gente muy profesional. A pesar de que en ciertas ocasiones algunos pacientes que están con traqueotomía y tienen varias complicaciones, le dicen a uno como enfermera: -Señorita, por favor, yo no quiero estar así, desconécteme que yo no digo nada-, (lógico que no podrá decir absolutamente nada) la conciencia rechaza de inmediato toda idea en ese sentido y la libertad vale mucho como para arriesgarse a cometer semejante acto. Para llevar a cabo una acción de eutanasia activa, se requiere que el médico, por petición del enfermo, produzca directamente la muerte valiéndose de procedimientos y elementos médicos propios de su oficio induciendo el estado de coma donde se suspenden todas las funciones cerebrales. Esta eutanasia, es contraria a la ética médica y constituye además una grave violación de la ley moral. Es matar. Va en contra del juramento de Hipócrates que es conservar la vida de sus pacientes. La eutanasia pasiva, en cambio, -la aprobada en algunos países- permite que las personas que se encuentran en etapas terminales de su enfermedad, puedan rechazar el tratamiento a que están siendo sometidas o, lo que no es lo mismo, puedan rechazar el tratamiento al que se le pretenda someter.

Eutanasia terapéutica

Se le da también el nombre de eutanasia médica, y se basa en el supuesto de que debiera concederse a los médicos el derecho de llevar a fin una situación en la que el enfermo no tiene esperanza alguna de salvación, dándole sosiego y la calma por medio de sustancias narcóticas y calmantes. Para saber si el paciente tiene posibilidades de cura, es juicio de varios médicos y no uno solo antes de tomar la decisión, de parte del paciente o familiares. La situación es bastante ambigua y puede dar lugar a dolorosas equivocaciones cuando no se dictamina el correcto el estado real de incurabilidad del paciente y el grado de sufrimiento real en el que se encuentra.

Eutanasia eugénica

Consiste en provocar artificialmente una muerte dulce y sin sufrimiento a todo ser humano por causa genética de nacimiento, deformidad adquirida por medicinas ingeridas durante el embarazo, defectos por causa de una madre fumadora o alcohólica, accidente desgraciado o enfermedad incurable, consecuencias de intoxicaciones que pudiesen degenerar los genes o causar molestias semejantes. Es muy doloroso interrumpir un embarazo, pero pienso que si la criatura viene con mutaciones, enfermedades complicadas, como parálisis cerebral, enfermedades que causen retraso mental o algún tipo de cáncer incurable, es mejor cortar el problema en los comienzos del embarazo porque será un ser que va a sufrir tanto como su familia que sentirá las consecuencias de tener un niño rechazado en una sociedad donde se busca la perfección. Yo sé que me van a juzgar mal por esto, pero muchos me darán la razón.

Eutanasia voluntaria

En este procedimiento es el paciente quien después de saber su pronóstico y no encontrando un tratamiento que lo saque de su estado decide que le practiquen la eutanasia, inclusive él mismo la lleva a cabo. Por eso cuando un interno del hospital se encuentra en estado crítico, con el respirador artificial y sondas, se le atan las manos para evitar que extraiga los tubos que lo mantienen vivo y se cause la muerte, porque ante todo se cuida en los centros de salud y emergencias conservar la integridad del paciente a toda costa hasta hablar con la familia y ver los procedimientos a seguir. Algunos han logrado su objetivo, sacando fuerzas no sé de dónde, y se han arrancado los tubos, dando fin a su vida de una vez por todas.

Obstinación terapéutica

Cuando fui a visitar a mi amiga Lourdes que estaba hospitalizada en Manhattan, pude ver a una mujer que seguía al médico por los pasillos preguntándole nuevamente: -Doctor, pero dígame, ¿no hay nada más que hacer?... Por favor, intente algo, sálvelo, es mi esposo y tenemos cinco hijos, cómo voy a sobrevivir sin él, mis hijos lo necesitan…—Algo triste de oír, más cuando esta persona no entendía que aunque a su esposo le salvaran la vida era probable que quedara incapacitado para trabajar y sería en cambio una carga más para la familia. Además el médico es un hombre y milagros no puede hacer. De qué le servía a una señora como la que vi, que el esposo sobreviviera y quedara muerto en vida, o en estado de coma, sin poder hablar ni mover un dedo. Es la obstinación de algunas personas, el ensañamiento terapéutico; tratamientos que se hacen al paciente con el propósito de alargar su existencia a pesar de los pronósticos de muerte inminente, inevitable. Por lo regular estos procedimientos son desproporcionadamente molestos o caros para el resultado que se tiene al final.

Distanasia

Es la muerte en malas condiciones, con dolor, molestias, sufrimiento. Sería la muerte con un mal tratamiento del dolor, o la asociada al encarnizamiento terapéutico.

Toda persona, según sus deseos, puede elaborar su propio "Derecho a morir dignamente" personalizado, según el documento antes expuesto atrás, haciendo ver en él cuantas indicaciones y razonamientos considere oportunos y pertinentes en defensa de sus derechos. En su función específica, el "Derecho a morir dignamente" no está regulado legalmente en todas partes, ni mucho menos, pero conviene saber que, como cualquier otra declaración personal de voluntades, tiene plena validez en cuanto a lo que se declara, aunque también es cierto que puede chocar con el límite de aquello que la legislación vigente en un determinado momento y lugar permite asumir a médicos u otros. Este documento debe ser firmado ante un notario, con testigos que sean consanguíneos y debe ser entregado cuando el paciente sea remitido al hospital junto con la historia clínica del paciente. Copia de este documento debe estar en manos de familiares más cercanos o amistades de entera confianza, antes de caer en cama la persona. Si la persona ha hecho un documento por anticipado (podría ser un video también) sin padecer aun ninguna enfermedad terminal, y en uso de todas sus facultades de salud, es importante que dé indicaciones sobre dónde localizarlo, por si un accidente o enfermedad súbitos impidieran al firmante poder expresarse. Como medida preventiva, debe adjuntar una copia con la historia clínica donde su médico primario. Dicho documento también puede anularse en cualquier momento. Basta con romperlo -sin olvidarse de las copias ya entregadas- o declarar el cambio de opinión por escrito o verbalmente ante testigos, tal como se indica en el propio documento. Por último quiero decirles que en cualquier momento de nuestra vida podemos elaborar el documento de cómo debemos morir y estar de antemano preparados para situaciones imprevistas, porque lo imprevisto es la norma de la vida y de la muerte, y no sabemos en qué momento podemos quedar reducidos a un estado de inhabilidad total.

He encontrado el caso de una persona que me pareció muy interesante anotar en toda la información que he recolectado. Se trata de Carlos Framb, escritor colombiano de Sonsón, Antioquia. Cuando empecé a escribir este libro, mi madre había fallecido unos días atrás y quise averiguar, si ella hubiera vivido un poco más con tratamientos especializados y si hubiera sobrevivido, en qué condiciones hubiera estado. Fue entonces cuando me encontré con el caso de este amigo, que me dejó perpleja por la complejidad de la decisión tomada.

Caso de Carlos Framb, 2008

La historia comenzó en 2007, cuando Luzmila le manifestó a su hijo Carlos su deseo de dejar de vivir, y de sufrir. El dolor creciente de su madre animó a Framb para profundizar en el tema. Buscó un conocido libro, escrito por un médico, sobre métodos tranquilos para el suicidio, y empezó a comprar medicamentos que permitieran terminar con la vida a través de un sueño profundo:

"¡Llegó el momento!, me dijo ella un día, a principios del año pasado, para expresar que estaba lista". A partir de entonces, Framb comenzó a prepararlo todo, pero también a tratar de aceptar la ausencia, el dolor y el vacío que deja en un hombre la muerte de su madre. En el transcurso de los meses decidieron que sería por medio de un coctel de somníferos y morfina que causara una muerte sin más sufrimientos, sin asfixias ni angustia en el momento de morir. "Fue algo que manejamos los dos con gran confidencialidad, sin conversarlo con nadie, para que el plan no fuera frustrado", recuerda Framb.

Aunque su madre no lo sabía, Framb había decidido que ese mismo día también se suicidaría, pues no soportaba la idea de seguir viviendo sin ella, que se había convertido en su vida misma. Ese 20 de octubre, su hermano Iván los visitó. Cuando se fue, Carlos le dijo a su mamá que ya tenía "aquello", refiriéndose a los medicamentos para el buen morir.

"Puse el frasco de morfina y la caja de somníferos sobre el escritorio y le dije que todo estaba listo para cuando estuviera preparada. - 'Qué más puedo esperar', me respondió, y comenzó a hablar sobre la tristeza que le daba dejarnos, que sabía que saldríamos adelante y que la familia nos ayudaría. Fue un momento muy conmovedor, lloramos. Nos tomamos un trago de vodka juntos. Se quedó de rodillas, al lado de la cama, orando. Un rato después, cogí las drogas y preparé un batido con yogurt en la licuadora y se lo llevé en un pocillo", recordó Framb, en diálogo con la revista *Semana*.

"La consolé, le dije que se quedaría dormida y que la muerte sobrevendría durante el sueño", recuerda. Después le dijo que para él sería muy bello acompañarla, pero ella no estuvo de acuerdo.

Luzmila se tomó el batido antes de la medianoche y se acostó a conversar sobre cosas intrascendentes. Se quedó dormida. Empezó a perder temperatura, su respiración se hizo lenta hasta que la vida terminó. Mientras moría, su hijo le cogía la mano, la consentía. No era amor edípico. Era una relación muy cariñosa, cercana, que comenzó desde cuando Carlos nació en Sonsón en 1965. De niño tuvo una relación distante con su padre. Y Carlos encontró en los libros, en su timidez, en su madre, un refugio. De joven empezó a escribir poemas bajo el seudónimo de Carlos Framb, que después asumiría como su nombre real.

Tras la muerte del papá, en 2001, el poeta se quedó viviendo con su madre, cuidándola. Durante ese tiempo se hicieron cómplices, compañeros, confidentes. Y así, en medio del deterioro de la salud de Luzmila, de la osteartrosis, del insomnio, del trastorno del sueño; de la ceguera producida por las cataratas y un glaucoma, y de la cada día más abrumadora dificultad para caminar, a Luzmila se le fue apagando la vida de la mano de los dolores. Su situación de salud y soledad, pues muchas veces debía quedarse en la casa mientras Carlos trabajaba como profesor en un colegio en Medellín-Colombia, hizo que desarrollara trastornos de ansiedad y depresión.

A pesar de su religiosidad, Luzmila era una mujer liberal, lo que le permitió hablar con su hijo sobre el derecho que tenía para dejar de sufrir. Tenía una noción de un Dios bueno, que sabría comprender su decisión.

Al constatar su muerte, Carlos salió a caminar en la madrugada del domingo 21 de octubre. Se fumó un cigarrillo y regresó. Escribió una carta para su hermano, para explicarle lo que había pasado y dejar las instrucciones para su entierro y el de su mamá. Organizó varios papeles, oyó música, algo de la banda *The Verve* y de Bach.

Se preparó su coctel y se acostó al lado del cuerpo de su madre, que yacía en la cama en posición fetal. La abrazó, pero colapsó más rápido de lo que pensaba y no alcanzó a taparse la cara con una bolsa plástica que había preparado para asegurar su muerte.

"Prefería no seguir vivo sin ella. Y por razones personales, por mi filosofía de vida y por ausencia de ilusiones metafísicas, no me importaba morir". Pero dos días después, descubrió que aún vivía. Su hermano, al llegar a la casa el domingo, leyó en la pared una frase que decía: "Sin odio, sin armas, sin violencia", escrita por su hermano antes de tomarse el veneno. Entró corriendo y los encontró en la cama. Su madre estaba fría, no respondió a los gritos y sollozos de Iván. Su hermano agonizante balbuceó algunas palabras. En menos de media hora, los paramédicos se llevaron a Carlos al hospital San Vicente, donde lo rescataron de la muerte que se negó a abrazarlo. El cuerpo de Luzmila fue levantado por el CTI y sepultado.

Al despertar, Framb descubrió que la toxicología no es una ciencia exacta y tomó con serenidad el hecho de seguir viviendo. De inmediato, fue acusado de homicidio agravado, algo que sin duda habría sido titulado por un diario sensacionalista como matricidio, lo que le daría entre 25 y 30 años de prisión. El poeta rechazó los cargos. Al día siguiente fue sometido a un examen siquiátrico que descartó su permanencia en una institución mental, pero le dio un tiquete a la cárcel Yarumito, de Itagüí.

Los hechos se convirtieron en un caso especial para el derecho, pues no es común que en un suicidio colectivo uno sobreviva y que se rompa el silencio de lo ocurrido. Y lo más importante: ¿cuál es el delito por el que se le debe condenar? El suicidio no es penalizado, pero sí la inducción y asistencia al mismo, que da una pena de uno a dos años. "La Fiscalía, sin que hubiera suficientes pruebas e indicios, pidió la máxima pena: la del homicidio doloso, en vez de haber establecido la imputación más favorable, siguiendo el principio que ordena que toda duda se debe resolver en favor del reo", dice Santiago Sierra, quien fue el abogado defensor del poeta junto con Carlos Jaramillo.

Ni su hermano ni otro familiar lo denunciaron. Durante cinco meses Framb estuvo en prisión. Si quería morir, ¿por qué no lo hizo en la cárcel? El poeta responde que de alguna manera la voluntad de su mamá era que él siguiera vivo. Además, encontró una motivación para seguir, al defender el acto de libertad de su madre de morirse cuando quiso y demostrar que no había habido un homicidio. No se trató de un acto vil, salvaje, sino, según Framb, de una ratificación de la frase de Cioran, cuando dice que el suicidio es el honor del hombre.

El 26 de marzo, al ir a los estrados, el juez dictó una pena de 16 meses de prisión por ayudar al suicidio de su madre, pero le fue concedida la excarcelación. La Fiscalía impugnó el fallo, con el argumento que la defensa no demostró que se había tratado de un suicidio asistido. Tras muchos meses de espera, finalmente, el Tribunal Superior de Medellín recluyó el caso, al considerar que no había pruebas para condenar a Framb por homicidio.

Hoy el poeta sigue en Medellín, ciudad que fue testigo del martirio de su madre, pero también del amor a sus dos hijos. Mientras Luzmila le dio dos veces la vida, él la asistió para morir dignamente. Ahora ha publicado sus reflexiones a manera de novela por la Editorial Planeta en 2009, con el título Del otro lado del jardín, de donde he extraído el resumen de toda esta historia, aquí está el enlace:

http://revolvercali.blogspot.com/2008/07/carlos-framb-poeta.html

Y… para terminar, Framb, autor de los libros de poesía *Antínoo* y *Un día en el paraíso*, dice: "Fue un acto de amor que seguramente no haría con ninguna otra persona que me lo pidiera. ¿O usted no le ayudaría a morir a su madre o al ser que más ama, si se lo pidiera?".

Pero también cuando trabajaba en San Diego, California en el 2002, un paciente de origen mexicano, me relató lo que le pasó a él.

Caso de N.N Chávez, 2002

Mexicano de 25 años, aficionado al fútbol, trabajaba como taxista en Los Ángeles cuando sufrió un accidente de tránsito, sobrevivió a un choque frontal con otro vehículo, pero tuvo múltiples fracturas y hemorragias internas. Una ambulancia lo llevó inmediatamente al hospital más cercano donde lograron salvarlo, aunque quedó en condiciones bastantes delicadas. Los primeros días pensaron que no despertaba por efecto de la medicina para el dolor, pero los médicos determinaron que había caído en un semi-coma, en el que sólo podía abrir los ojos sin ninguna expresión y escuchar sin poder reaccionar. Lo alimentaban por sonda, pero tuvo suerte de que podía respirar por sus propios medios sin ayuda externa. Al comienzo la familia estuvo muy atenta a los cuidados de él, pero con el tiempo hasta la esposa se cansó de ver que N.N Chávez, no se recuperaba y las visitas fueron menos frecuentes. Pasados tres meses de estadía en el hospital, le dieron de alta y lo remitieron a un centro de rehabilitación. Allí un hermano de él y la esposa de N.N, lo visitaban cada ocho días. Como familia muy tradicional en ningún momento manifestaron ponerlo en cuidados paliativos ni tampoco quisieron firmar el DMD (Derecho a Morir Dignamente). Cuatro años después, los sobrinos iban a ayudar a cambiarlo y hacerle un poco de compañía, pero como seguía rígido de piernas y brazos era muy difícil asearlo, por lo que estos familiares le decían, -Ay tío, por qué no te mueres de una vez por todas y dejas de chingar la vida...- Jesús, un hermano de él, se mantenía un poco más pendiente y era más compasivo. Pero llegó un momento en que lo quiso cambiar de lugar debido a un trabajo que le resultó en San Diego. Así que decidió trasladarlo allí. Un grupo de médicos, entre ellos Rezai y un equipo de especialistas del Centro-Instituto de Rehabilitación para las Lesiones de la

Cabeza JFK Johnson en Edison, Nueva Jersey, y de la Escuela Médica de Weill Cornell, en Nueva York, trabajaban y escribían sobre esta clase de casos en la revista Nature. Viajaron a California y contactaron al hermano de N.N Chávez, para saber si estaba de acuerdo de someter a su hermano a esta investigación que posiblemente le serviría para volver del sopor en el que se encontraba. Jesús dió el consentimiento, y dijo, -Pues nada se pierde, todo está en manos de Dios-. Los doctores emplearon un mecanismo fabricado por Medtronic Inc. Como un marcapasos cardíaco, el aparato se implanta en el pecho, bajo la piel, pero los electrodos emiten estimulación a áreas precisamente indicadas del cerebro.

Tras ocho años en estado de letargo semi-coma, recuperó la conciencia pero quedó casi totalmente paralizado, ciego de un ojo, pero podía oír, y mover el dedo pulgar. −"Los escucho, pero veo como sombras por mi ojo derecho, me doy cuenta de que estoy vivo", escribía desde su cama del centro de rehabilitación "La dulce esperanza". Ya era bastante para poder comunicarse y expresar lo que sentía o lo que quería. Consideraba que había nacido nuevamente, gracias en parte a su hermano y a ese grupo de investigadores. Esto le bastaba para comunicarse con el mundo. Antes de este tratamiento los médicos afirmaban que la vida del muchacho, aunque vegetativa, no corría peligro inminente.

Entró en rehabilitación física, terapia ocupacional, terapia del lenguaje y volvió a comer normalmente sin tener que acudir a la alimentación por sonda. Después de un año, N.N Chávez, se había recuperado satisfactoriamente, aunque no volvió a caminar. Una institución apoyada por la asociación de mexicanos en Puebla, le envió una silla mecánica, con la que podía trasladarse para todos lados. Le pidió a su hermano, contactar un abogado. Le expuso el caso del accidente, recogieron todas las pruebas, encontraron fotos que algunos tomaron del lugar de los hechos, buscaron testigos y finalmente, ganó el caso. Le dieron la suma de un millón de dólares, los mismos que sólo compartió con Jesús, porque la esposa ya se había conseguido otro y además no había tenido hijos con ella. Pero no quiso dejar el Centro de rehabilitación el cual quería como si fuera su hogar y donde todas las enfermeras lo consideraban, no un paciente más, sino alguien muy importante y significativo para el lugar. Allí permanece aún y da un aporte mensual al lugar. Sale al supermercado, va al cine, de compras y paga su propia enfermera particular cuando necesita salir. -No puedo imaginarme lo que sería mi vida, fuera de este lugar-, me decía, cuando le escuché toda su historia, lo animé a que escribiera todo lo que le había pasado, me sonrió y me dijo que nos daría una sorpresa.

IV

Cuidados paliativos

Ante todo, calidad de vida

En San Antonio, Texas, cuando trabajaba, en 2005, en un lugar geriátrico donde se cuidan pacientes de avanzada edad y en estado terminal, se presentaban casos muy tristes. Una de los objetivos principales de los cuidados paliativos es el control del dolor y de otros síntomas para mantener al paciente lo más cómodo y alerta posible, pero sin procedimientos para tratar la enfermedad la cual se ha manifestado como terminal. En esta etapa se defiende la vida y se contempla la vida como proceso natural, y no se acelera ni pospone el fallecimiento. Cada paciente que teníamos era tratado con la misma dignidad sin restricciones. Don Pablo, tenía 95 años, y la familia lo había puesto en cuidados paliativos porque se fracturó la cadera en tres partes, tenía problemas con el corazón, era diabético y no había quién lo cuidara en la casa, porque la esposa también estaba en el asilo y hasta había perdido la memoria. Don Pablo recibía alimento, agua, tenía una cama limpia, en la pared le teníamos fotos de sus familiares más cercanos, la fecha del día, un reloj, el nombre de la enfermera y el de él mismo.

Cada mañana llegaba a tomarle los signos vitales, lo saludaba, me miraba con languidez, pero ya no hablaba, había olvidado sonreír y sólo miraba el reloj y la puerta, queriendo adivinar cuando sería el momento y por donde saldría. No podía moverlo al baño para ducharlo, entonces, ponía agua en una ponchera y allí mismo lo aseaba, le untaba vitamina A y C, para mantener su piel lubricada, le protegía sus talones con protectores especiales que tiene en estos lugares y lo acomodaba en almohadas, para evitar que su cuerpo resultara con talladuras. Claro que Don Pablo llegó a este lugar después de la fractura de la cadera y no tuvo que sufrir lo que otros pacientes que reciben procedimientos quirúrgicos menores para eliminar un dolor fuerte, como en caso no sólo de fracturas sino de pequeños tumores. Si el paciente no puede ingerir alimento o agua, se hace mediante un tubo naso-gástrico o a través de la cavidad estomacal. Retirarle la alimentación por tubos o sondas no es dejarlo morir sino "hacerlo morir". De todos modos si el afectado ha declarado que no desea más medicamentos de ninguna clase y quiere dejarse morir ante lo inevitable habrá que respetar en lo posible su decisión. También puede haber cambio de idea en el momento que se vea próximo al evento y aferrarse aún más a la vida, decisión que también debe respetarse y por eso se educa en el tema a familiares que realmente les interese su ser querido, para los que no represente una carga. Allí cada paciente se levanta en la silla de ruedas, o en la silla geriátrica, que es un poco más grande. Después del desayuno, los llevamos a la sala de televisión y más o menos a las 10 de la mañana, se realizan actividades de entretenimiento para todos. Se realizan bailes, se les canta, se les pone películas etc. Aunque la mayoría se quedan dormidos, ya que se mantienen dopados para controlar el dolor, los que están menos graves, lo disfrutan un poco. Pero la finalidad de estas actividades es combinar el aporte de los familiares, haciéndoles compañía y tratar de hacerles sus últimos días más agradables o mientras recobra su salud.

Se hace énfasis en la calidad de vida, la comodidad y la paz del paciente. Estos cuidados normalmente se proveen a pacientes con un pronóstico de vida de seis meses o menos, cuando no hay beneficios en los tratamientos curativos. Incluye apoyo médico psicológico y espiritual que pueda darle la familia o personal de la iglesia. Se pueden tratar algunos síntomas. Las familias de los pacientes son también un enfoque importante de los cuidados paliativos, y los servicios están diseñados para proporcionarles la asistencia y el apoyo que se necesita. Estos cuidados pueden darse en la comodidad del hogar o en los mismos hospitales y centros de atención para pacientes terminales o centros de rehabilitación a toda clase de pacientes, tanto terminales como aquellos que se están recuperando.

Efecto placebo

Susana, una enfermera ya veterana que trabajaba en un hospital en Long Beach, California, era conocedora del cáncer diagnosticado a Mr. Wright, cáncer que para 1957, los médicos daban sólo pocos días de vida. Pero se informó que el suero de caballo, llamado *krebiozen* podía ayudar en la curación. El médico, como no había encontrado ninguna otra esperanza de sobrevivencia, aceptó el pedido de su paciente y le inyectó dicha sustancia. Me dijo Doña Susanita que tres días después se había levantado de su 'lecho de muerte', bromeaba con ellas, y los médicos verificaron que los tumores "se habían disuelto como bolas de nieve". Pero que dos meses después, Wright leyó unos informes que calificaban al suero como un remedio de brujos, entonces sufrió una inmediata recaída. Su médico le dijo entonces: -No crea lo que lea en los periódicos-, y le inyectó agua diciéndole que era una versión doblemente eficaz del *Krebiozen* y una vez más el tumor se fundió. Wright fue "la viva imagen de la salud" durante dos meses más, hasta que leyó un informe definitivo en el que se decía que el *Krebiozen* era inútil: murió entonces dos días después. (Algún gracioso dijo que a Wright no lo mató el cáncer sino la lectura).

Cuando uno cree que cierta medicina lo va a curar, el efecto placebo funciona, porque a veces el mero hecho de ir al hospital con un dolor de cabeza fuerte no quiere decir que en ese instante le van aponer algo para el dolor; deben tomar primero datos y hacer la historia del paciente, pero como le ponen suero para hidratarlo, algunos pacientes creen que les han dado medicamento y al rato se sienten mejor.

El efecto placebo es de una gran dimensión. Por ejemplo, afirma Miriam la terapista de respiración donde trabajo actualmente que "Si a un paciente con asma le das un placebo durante unas semanas (por ejemplo una pastilla de glucosa o un inhalador que solo tiene agua), su función pulmonar mejorará hasta un 15%." Y no hablamos de "sensación subjetiva de respirar mejor". No. Hablamos de su función pulmonar existente, medida con un espirómetro (un artefacto que mide la velocidad con la que el aire entra y sale de los pulmones). Si le das un tratamiento realmente efectivo, su función pulmonar mejorará un 40%. Pero de ese 40% el 15% (casi la mitad) será por el efecto placebo.

La mente es muy poderosa; se dice de gente que cura con oración y con poderes mentales. Pero la ciencia aún no ha podido explicar las causas del efecto placebo, lo cual no impide que se lo reconozca como algo que existe y lo tenga en cuenta en cualquier investigación. Lo que se pide a muchas de las autodenominadas "medicinas alternativas" es que demuestren que son superiores al placebo, cosa que aún no han demostrado totalmente.

Efecto nocebo

Este efecto también está identificado, y ocurre cuando a un paciente se le dice que tal o cual fármaco va a producirle tal o cual efecto secundario. Lo que sucede con las cremas para las arrugas y quita manchas que ofrecen milagros en la piel, las fajas reductoras y tantas otras cosas, que no dejan de ser propaganda comercial, aunque no hay que negar que algunas cremas para la piel, hacen efectos verdaderamente buenos. Así, si a un paciente se le dice que determinada medicina puede producir ardor de estómago es más probable que le dé ese ardor que si no se lo dices. Si creemos que una acción o sustancia nos va a dañar, lo pasaremos bastante peor que si no tenemos esta creencia. Los médicos y familiares de pacientes temerosos e 'hipocondríacos' saben que a estos no les conviene leer los prospectos de los medicamentos, pues por sugestión, probablemente irán padeciendo algo de lo que lean. (Lo que le ocurrió a Mr. Wright).

Años atrás los investigadores descubrieron algo sorprendente: las mujeres que se creían propensas a padecer del corazón al final acababan muriendo de alguna enfermedad cardíaca en una proporción cuatro veces superior al de otras mujeres, que con factores de riesgo similares, no tenían esos pensamientos tan fatalistas. En otras palabras: el mayor riesgo de muerte no era ni la edad, ni el colesterol, ni el peso...sino la creencia de sufrir la enfermedad. Si crees que estás enfermo acabarás estándolo. Eres resultado de tus pensamientos, dice Rhonda Byrne en *El Secreto*.

¿Se han preguntado alguna vez por qué los médicos escriben tan mal?

En Waukegan, Illinois, las enfermeras casi que lloraban para entenderle la letra a la mayoría de los doctores. Más que escritura, parecía taquigrafía o símbolos. Le preguntamos a uno de ellos y nos dijo riéndose, que ellos escribían así quizá para evitar el **efecto nocebo**...Se le ha atribuido a la pésima caligrafía de los médicos perseguir como objetivo la encriptación de información entre profesionales cuando la comunicación es transportada por el paciente. Con esta grafía, los médicos supuestamente podrían intercambiar mensajes y consultas sobre tópicos de alta sensibilidad para el paciente sin producirle alarma, aunque para ello se use las abreviaturas, por ejemplo para decir cáncer en un informe médico (CA), Accidente Cardio Vascular (ACV). El problema es que esa misma escritura garabatosa es la responsable de recurrentes errores de interpretación, lo que ha provocado que en E. U. una nueva ley obligue a los médicos a utilizar letra de imprenta en sus recetas. En adelante, la letra cursiva pasó a ser ilegal para realizar prescripciones médicas. De todos modos cuando vamos a la farmacia a comprar la fórmula, el farmaceuta la pasa en imprenta y la explica de todos modos. Actualmente es más fácil por el uso del computador. Al paciente se le da la receta impresa.

¿Qué es RCP, ONR?

Estas siglas significan: Reanimación Cardio Pulmonar (RCP) y Orden de No Resucitar (ONR). Recuerdo la primera vez que practiqué un RCP, en Alcalá, Valle, en la salida a Pereira. En tiempo muy lluvioso, abril de 1987, cuando me encontraba allá trabajando en el hospital, pero también en la Cruz Roja, unos trabajadores del municipio se encontraban haciendo banqueos para la construcción de una salida de ese barrio. En la parte de debajo de la carretera, que estaba aun sin pavimentar, se encontraban como cinco hombres echando tierra en unas carretas para despejar la cuneta, al lado de un barranco grande. Pero eso era tierra movediza y con el efecto del invierno se vino abajo ese barranco y tapó a tres de ellos. Alguien avisó inmediatamente y yo, que vivía a cinco minutos de ahí, salí corriendo y llegué antes que los bomberos. Los otros señores empezaron a remover tierra para salvar a los que estaban tapados, en ese momento llegaron los bomberos con palas y picas, sacaron a Don Quintín, pero se veía más muerto que vivo, ese pobre señor de 70 años más o menos, tenía tierra en la boca, pero pude sentir que había pulso; rápidamente, le removí la tierra, despejé un poco sus vías respiratorias y empecé a darle respiración boca a boca, olvidándome de escrúpulos, porque la vida era lo más importante. Los bomberos hicieron lo mismo con los otros señores y llegó la ambulancia, pero los otros dos murieron, entonces nos fuimos con don Quintín directamente para Armenia a un hospital más grande y no paré de darle RCP, durante todo el viaje, llegó vivo y estuvo hospitalizado una semana, pero murió finalmente porque alcanzó a bronco-aspirar tierra y le dio neumonía. Pero me queda la satisfacción de que duró vivo unos días gracias a mis primeros auxilios.

El RCP (Reanimación Cardio-Pulmonar) es una serie de procedimientos médicos para restaurar la respiración y circulación en una persona que ha parado de respirar, no se le siente pulso o ambas cosas. Claro que para realizarla debes tener en cuenta el pulso, la respiración y el movimiento de su tórax para saber si está o no respirando. Si no hay pulso entonces debes proceder a realizar a inclinar la cabeza y abrir la boca para mirar si hay obstrucción de la vía aérea; si la hay y ves el cuerpo extraño, puedes extraerlo y tener desocupada la vía aérea.

Este procedimiento consiste en un masaje cardíaco en el centro del esternón y en insuflaciones (30 compresiones/ 2 insuflaciones). Hay varios tipos, a saber:

—**Básica no instrumental**: masaje cardíaco y boca a boca, boca a nariz, o boca a nariz-boca en niños pequeños o recién nacidos.
—**Básica instrumental**: insuflaciones mediante un balón resucitador (ambú), con mascarilla y oxígeno. Se suele utilizar un desfibrilador, que da descargas eléctricas y que puede ser manual (en el hospital) o semiautomático.
—**Avanzada**: realizada por los médicos, con fármacos y monitorización.

El Desfibrilador Externo Semi Automático (DESA) es un aparato electrónico portátil que diagnostica y trata el paro cardio-respiratorio cuando es debido a la fibrilación ventricular (en que el corazón tiene actividad eléctrica pero sin efectividad mecánica) o a una taquicardia ventricular sin pulso (en que hay actividad eléctrica y en este caso el bombeo sanguíneo es ineficaz), restableciendo un ritmo cardíaco efectivo eléctrica y mecánicamente.

Una orden médica de ONR, muchas veces va acompañada de otra que es de No Entubar, por sus siglas en inglés sería (DNR/DNI, Do No Resucitate and Do No Intubate). Esta orden estará siempre en los registros médicos de los pacientes y en la casa, sólo personal médico autorizado tendrá una copia del mismo. Es una disposición apropiada solamente para personas que están cerca del final de sus vidas y que están muy seguras de que no quieren ser resucitadas si experimentaran un paro cardio-respiratorio. Esta medida debe ser discutida ampliamente con el paciente y/o (la familia o tutor) y con el doctor para tomar una decisión.

En caso de paro cardíaco o respiratorio, rechaza cualquier medida de reanimación, incluyendo la compresión torácica, entubación endotraqueal y ventilación artificial, desfibrilación. La administración de medicamentos avanzados de soporte vital y cardiaco.

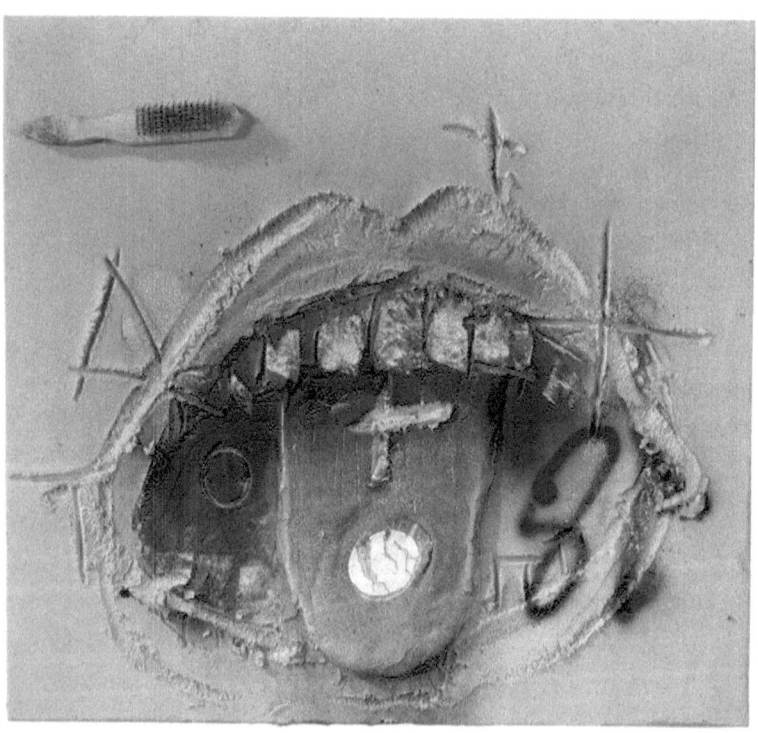

Orden de No Resucitar (ONR)

Nombre de paciente: _____

Firma o marca _____

Fecha_____

FOTO

Adjuntar fotografía reciente aquí
o proporcionar todo lo siguiente
siguiente información:
Fecha de nacimiento _____/_____/_____

Sexo _____ Raza _____

Color de ojos _____

Color de cabello _____

Programa de Hospicio (si existe)
_____

Nombre y número de teléfono de
Doctor_____
Paciente_____
(lado dos)

He explicado este formulario y sus consecuencias para el
firmante y garantía obtenida para que el firmante entiende que
la muerte puede resultar de cualquier tipo de atención si dijo
NO a los enumerados anteriormente (en el reverso).
_____ Fecha------/------/-----
(Proveedor de cuidado de la salud)
Estuve presente cuando este documento fue firmado (o
marcado). El paciente luego parecía ser de mente sana y libre de
coacción.
_____ Fecha-----/------/----
(Testigo)

Tratamientos médicos fútiles son aquellos que no proveen ningún beneficio y podrían dejar al paciente peor que antes del tratamiento. Es muy importante este concepto a la hora de considerar una ONR. Clínicamente se ha demostrado que el RCP no ha mostrado mayores beneficios en pacientes con ciertos diagnósticos y que con estas condiciones casi no hay un oportunidad de sobrevivir: Shock séptico, Accidente cerebro-vascular agudo, Metástasis de cáncer, Neumonía severa y en pacientes con presión arterial muy baja, problemas de los riñones, Sida, incapacitados por accidente o estilo de vida y en personas mayores de 70 años.

En ausencia de una ONR, los tipos de salud requieren realizar el RCP a menos que esta orden exista. Si el paciente no está en condiciones de tomar la decisión de firmar esta determinación, la familia y el doctor podrán discutirlo teniendo en cuenta su forma de ver la vida reflejada en las creencias y sus costumbres, antes de estar enfermo. Si están de acuerdo, entonces el doctor hará la ONR la cual debe estar anexa al récord médico, registro de administración de medicamentos y el *Kardex,* documento usado por las enfermeras para trasferir la información de cada paciente.

Para aquellos pacientes que están en la casa y no están inspeccionados por el centro de cuidados paliativos, debe preguntársele al doctor para que les firme este papel; esta diligencia proporciona tres niveles opcionales de cuidado y debe ser firmada por el paciente o tutor, el doctor y testigos. Si se actúa como un poder legal duradero para el cuidado de la salud se adjuntará el formulario de la directiva de avance. Debe ponerse este documento con un plástico protector en la puerta del refrigerador para fácil acceso o mantenerlo junto con los documentos de identificación. Si se realiza una llamada de emergencia a un centro de urgencias, es necesario que los paramédicos tengan esta copia lo más pronto posible al ingreso del paciente.

El paciente aunque tenga un ONR, recibirá tratamiento; algunas personas temen y piensan que el hecho de firmar el ONR significa más tratamientos médicos.

Esta orden puede ser revocada. Don Ramón López en San Antonio, Texas, un paciente ecuatoriano que estaba allí hospitalizado, había firmado la ONR, después de haber sufrido un derrame cerebral que lo dejó paralizado un lado de su cuerpo, porque le habían dicho que eso repetía y entonces podría ser peor. Pero después de dos años, se había recuperado en un 75% entonces, decidió revocar esa orden y junto con la esposa, le notificaron al médico primario, el registro de administración de medicamentos, actualizaron el *Kardex* y en la casa rompieron el documento que tenían pegado en la nevera.

Recomiendo que antes de firmar cualquier documento se tenga conocimiento por lo menos básico acerca de las enfermedades terminales más letales: El Virus Ebola, Cáncer, SIDA, Lupus Eritematoso, Diabetes, Enfermedad de Creutzfeldt-Jakob, Fibrosis Quística Pulmonar, Enfermedades Cardiacas, Influenza o Gripe y asociadas.

Úlceras por presión

Prevención

Los pacientes manejados en el hospital que están con enfermedades terminales o no terminales están expuestos a este tipo de problema en la piel. Algunos llegan por problemas menores de salud, pero deben ser remitidos por más de dos o tres días, para realizarse todos los exámenes correspondientes. Desafortunadamente, a veces tienen complicaciones y la estadía se hace más larga. Pero es una gran satisfacción cuando ellos salen por sus propios medios caminando hacia la casa, como pasó con un paciente español, que llegó vomitando y defecando sangre debido a una úlcera gástrica: Valentín Valencia, 68 años, llegó pálido, casi desmayado, ojeroso y sin alientos de caminar. Yo pensé que se iba a morir. Aún recuerdo que llegó el primero de enero de 2006, en una camilla, con oxígeno y medio dormido. Como en Illinois hace tanto frío para esa época, en el hospital no falta la calefacción, pero aun así tuve que proporcionarle unas mantas que manteníamos en unos calentadores. Primero fue a visitarlo la esposa y en la noche fue la ex esposa. Al parecer llevaban buena amistad después del divorcio y había mucho respeto y admiración. Valentín Valencia tuvo que estar cuatro meses internado y una mañana de abril, después de ayudarle con su baño de esponja, le dije que ya había pasado un mes de su cirugía y lo veía de muy buen semblante, lo animé a caminar por el pasillo y lo hizo gustoso, un poco lento pero se pudo levantar después de tanto tiempo en la cama. No tuvo problemas de piel, porque siempre estuvimos muy pendientes y el trataba de cambiarse de posición mientras dormía o veía televisión. Sentí una alegría muy inmensa cuando le dieron salida y me dijo que regresaría a su trabajo de contador. Pero hay factores que contribuyen al desarrollo de estas úlceras o heridas como permanecer en una misma posición por más de dos horas, falta de control de orina y deposiciones fecales, además de la mala nutrición.

En el hospital usamos un jabón muy suave con lanolina para prevenir la resequedad en la piel, lo mismo que cremas o aceites, o también vaselina. Nunca masajeamos las áereas susceptibles a úlceras, ni donde la piel se ve roja o ampollada. Y me he dado cuenta de que las úlceras se forman en sitios del cuerpo donde el hueso presiona fuertemente la piel y el tejido contra una superficie exterior como colchón o una silla. Mi padre sufrió algunas úlceras en sus pies, sobre todo en los talones, porque él se quitaba los protectores, decía que le producían calor. Además por su avanzada edad, la piel ya era como papelillo, demasiado delicada. Los sitios más comunes donde se forman las melladuras son: en la parte baja de la espalda, en el sacro (área perineal), hueso de la cadera (trocánter) y en los talones. También se pueden presentar ulceraciones en las rodillas, tobillos y omoplato (parte atrás del hombro), atrás de la cabeza, las orejas y la espina dorsal. Cuando la persona está demasiado delgada es aún más propensa. Cuando la humedad no se puede controlar debemos usar toallas sanitarias suaves y prendas interiores que absorban la orina y cuya superficie se seque rápidamente para que la piel permanezca seca. Si el paciente está en cama, debe cambiársele cada dos horas, por lo menos. Si está en una silla de ruedas, se debe cambiar de posición cada hora, si el paciente se puede mover solo, que lo haga cada 15 minutos.

Podemos evitar el daño por fricción, se puede poner talco natural después de haber limpiado bien la piel, evitar que se siente en cojines duros. Un timbre, campana o alarma debe estar cerca del paciente por si necesitara algo en el momento que se encuentre solo o mientras su enfermera o persona encargada está en otra parte de la casa.

Existen colchones y camas especiales con relleno de espuma, aire, gelatina, agua o arena, que ayudan a prevenir las llagas por contacto. Las almohadas son una buena alternativa y son de mucha ayuda, para evitar que los tobillos rocen la base del colchón y para que las rodillas no se toquen entre sí. El costo y la eficacia varían, así que es importante que hable con su enfermera y doctor para que lo guíen mejor. Si al paciente se le mantiene limpio, seco y se reacomoda cada dos horas, la piel no sufre tanto estas consecuencias.

Al cabello se le debe dar cuidado especial también, un buen corte evitando cabellos enredados y difíciles de mantener bien peinados. Aplicar alcohol en el cabello húmedo ayuda al peinado sin tirones. Las uñas de los pies y manos, cortas y limpias en todo momento. Pero hay que tener en cuenta que en pacientes diabéticos, solo el podiatra puede encargarse, porque si causamos una pequeña herida en los dedos del paciente, es muy peligroso, ellos tardan mucho en sanar. Hidratar los pies con una buena crema humectante para evitar lesiones debido a la resequedad, sobre todo en los talones. La alimentación, como siempre insisto, debe ser variada, en un mismo horario y sin exageraciones, en cantidades pequeñas porque no comemos para llenar, sino para nutrirnos. Las proteínas y calorías son muy importantes para mantener una buena nutrición y reducir la probabilidad de que se desarrollen úlceras por contacto en la piel. No todas las recomendaciones son apropiadas para todas las personas. Debemos asegurarnos primero con el doctor sobre qué clase de dieta tiene el paciente, entender bien cómo va a curar sus heridas por presión y la frecuencia. Porque si tenemos un paciente X, al cual vamos a estar aseando con jabón, dos o tres veces al día, le vamos a causar más resequedad y roce. Si tiene incontinencia, entonces la segunda vez, usaremos agua solamente y crema, o vitaminas A y D en forma de ungüento.

Tratamiento del dolor

Medicina alternativa o tradicional

El dolor es una manifestación y experiencia sensorial (objetiva) y emocional (subjetiva), generalmente desagradable que experimentamos todos los seres vivos con un sistema nervioso funcionando. Me refiero a que si el sistema nervioso está en parte bloqueado, como en el caso de quienes están tetrapléjicos, no hay sensibilidad a la temperatura, ni a ningún estímulo externo. La ciencia que estudia el dolor se llama *Algología.*

A pesar de los notables avances en medicina, el dolor sigue siendo un desafío importante en el abordaje de enfermos con diversas patologías. Los niños, ancianos, pacientes con cáncer, diabéticos y pacientes neurológicos son algunos de los grupos en los cuales el tratamiento del dolor representa un problema particular. El dolor aumenta a medida que progresa la enfermedad y éste va a ser uno de los factores que más afecte a la calidad de vida del paciente que además, puede entrar en depresión al sentir la impotencia de no poder controlarlo.

En cualquier idioma, se oye en todos los hospitales:
—¡Enfermera…! Necesito medicina para el dolor—.   Los analgésicos se clasifican por escala, según la potencia y su efecto. Los más suaves son las Aspirinas. Si pasado un corto tiempo el dolor continúa, entonces la enfermera o el doctor indicará qué se le dé algo más fuerte como *codeína* o *tramadol,* que son algunos de los más conocidos. Pero si el dolor es tan fuerte que no siente el efecto, entonces el médico tendrá que recurrir a los *Opioides* más potentes, como la morfina con otros combinados, si el doctor lo considera así.   Pero algunos pacientes se vuelven adictos y aunque sólo tengan un dolor de cabeza no tan fuerte, clasificándolo en una escala del uno al diez, como un cuatro, aun así piden directamente morfina. Es lo que le pregunto a los pacientes en la mañana cuando llego al hospital: -Buenos días Señor Suárez-, y mientras miro la banda en la mano con la información básica, le voy interrogando:
—¿Cómo amaneció? Mi nombre es Fulanita de tal, voy a ser su enfermera asistente hasta las tres de la tarde, cualquier cosa que necesite, estoy a la orden, le tomaré enseguida sus signos vitales, y ahora dígame, ¿Durmió bien? ¿Tiene algún dolor? ¿Puede ir solo al baño o necesita asistencia? —

Y casi siempre tiene dolor y no duerme bien, pero es verdad, en un hospital no se puede conservar el silencio total para respetar el sueño de los pacientes, porque hay emergencias y ciertas rutinas que cumplir.

Volviendo al tema de las medicinas para el dolor, algunos pacientes que tienen dolor constante y agudo, se les pone al lado de la cama un aparato llamado ACP, (Analgesia, Controlada Por el paciente) el cual ellos controlan con una bombita de perfusión programada que al presionarla con un intervalo de 5 a 15 minutos les suministra una pequeña cantidad de analgésico.

Hay casos aislados de enfermos terminales en los que se debe recurrir a técnicas antiálgicas más agresivas: bloqueos nerviosos, estimuladores eléctricos, catéteres, etc.

Acupuntura e hipnosis

La medicina alternativa se relaciona con el uso de tratamientos distintos a los tratamientos normales. Y si se usan juntos se considera terapia complementaria. Para muchas personas, la acupuntura es una manera efectiva de aliviar el dolor. Podría ser particularmente válida para el dolor de espalda y el dolor de cabeza. La acupuntura también puede ayudar a aliviar el dolor en casos de cáncer, partos, osteoartritis y artritis reumatoidea.

La manera como la acupuntura alivia el dolor aún no está del todo clara. La hipnosis es un estado de concentración enfocada. La autohipnosis (en la cual se repite un enunciado positivo una y otra vez) o la técnica de imágenes guiadas (una técnica para crear imágenes relajantes en la mente) pueden ser formas simples pero efectivas para reducir el dolor en muchas personas.

He leído que se está estudiando la hipnosis para el alivio del dolor tras una intervención quirúrgica o durante el parto, debe ser maravilloso, cuando hay parto con dolores por muchas horas, las pacientes piden la inyección epidural (bloqueo epidural), para controlar el dolor. Si fuera necesario practicar una cesárea, la paciente ya estará lista. La acupuntura puede ser efectiva al igual que para el dolor debido a: Artritis, Cáncer, Fibromialgia, Síndrome del intestino irritable, jaquecas, dolores de cabeza por estrés y tensión nerviosa.

Tanto la acupuntura como la hipnosis a menudo están incluidas en los centros de tratamiento del dolor en los Estados Unidos y en otros países. Otros métodos no farmacológicos usados en dichos centros son: Masaje, Entrenamiento en relajación, Fisioterapia.

Musicoterapia

Comprobado con un paciente que gritaba todo el día: -¡Deme la *fucking* pastilla para el dolor...!-, porque decir palabrotas en un momento de dolor, produce un efecto liberador de defensa, que descarga un poco la sensación, fui a su habitación y lo saludé, me dijo: -No sé qué le ve de bueno a este día-, entonces le contesté que se veía muy bien y por la voz tan fuerte que tenía, no parecía que estuviera tan enfermo, vi una grabadora sobre la mesa de noche y le propuse escuchar un poco de música y me dijo que sólo daban noticias de cosas horribles, catástrofes y chismes de artistas que a él no le importaba. Salí y regresé a los cinco minutos con mi iPod, le puse música de Los Beatles (por su edad deduje que le gustaría), le pedí que se recostara en la cama, le unté un poco de loción para el cuerpo en los pies y le puse una servilleta mojada con agua helada sobre la frente y le subí un poco de volumen a la música, enseguida empezó a tararear las canciones, a la media hora volví y le pregunté si aun necesitaba la pastilla para el dolor y me respondió: -Por ahora no-, porque estaba encantado con la música y no se quería de pronto dormir. Se veía alegre y se le olvidó el dolor. Esta modalidad parece eficaz en el tratamiento del dolor crónico asociado con artritis reumatoidea, según los resultados del Pain Rating Index Rank (PRI-R) del McGill Pain Questionnaire. La musicoterapia también podría aliviar la molestia ocasionada por la punción lumbar. En términos globales, aunque la eficacia sea escasa si se la emplea en forma aislada, la musicoterapia tiene un papel importante en combinación con otras estrategias.

Terapia de relajación

Es una modalidad psicogénica bien establecida para el control del dolor crónico. Las técnicas de relajación progresiva de Jacobson se han usado desde largo tiempo atrás para ayudar a pacientes con síndromes dolorosos crónicos, especialmente síndrome miofascial, incluso dolor lumbar. Además, esta opción podría ser particularmente útil en pacientes con dolor asociado con cáncer, sobre todo en combinación con las intervenciones convencionales.

Masoterapia

Son los masajes que realizamos en los músculos, que casi siempre se realizan con las manos, aunque también hay masajeadores eléctricos. Según Johan Mezger se pueden agrupar en cuatro: golpes, masajes, fricción y palmadas. Se han realizado estudios sobre los masajes versus relajación en pacientes con artritis reumatoidea juvenil. El primer grupo refirió una mejoría más notable. Durante el período posquirúrgico de cirugía abdominal, esto incluyendo la liposucción, la percepción de dolor ajustada por edad de los enfermos fue considerada inferior en los sujetos sometidos a terapia con masajes. Aunque en una ocasión fui a una sección de masajes reductores, pero me hicieron llorar, quedé curada, nunca más volví.

Homeopatía

Los remedios homeopáticos pueden ser diluidos de manera tal que no queda una molécula de la sustancia original. Se supone que la dilución continúa y la agitación de la sustancia en agua confiere una señal electromagnética a la partícula que está en dilución y que cuanto mayor la dilución, más potente es el efecto cicatrizante.

El principio de especificidad se refiere a que el remedio debe simular los síntomas del enfermo. Un estudio controlado y aleatorio sobre la eficacia de la homeopatía en el tratamiento de la migraña mostró resultados alentadores. Asimismo, Fisher y colegas evaluaron la utilidad del procedimiento en el tratamiento de los dolores musculares y fatiga (fibromialgia) como: el cuello, los hombros, la espalda, las caderas, los brazos y las piernas con resultados favorables. Lo mismo ocurrió en individuos con artritis reumatoidea.

Hierbas medicinales

Representan la clase de mayor expansión en los últimos tiempos en los Estados Unidos y el mundo. Son cada vez más populares por varias razones, entre ellas, por su fácil obtención y porque muchas personas consideran que son inofensivas y poderosas y que están libres de efectos adversos. Alemania es el país líder en términos de calidad de hierbas medicinales. En los países latinos, muchas personas conservan la tradición de usar remedios caseros con hierbas y las producen en el mismo campo donde viven. Allí se evalúan y se aprueban en igual forma que los medicamentos tradicionales. Por ejemplo el agua de tilo (infusión o té) es excelente para los nervios, así fue como Gloria Pozo, una amiga de Medellín pudo controlar sus problemas nerviosos y no tuvo que visitar el médico. Y para la cistitis no hay nada mejor que hervir una cebolla cabezona partida en cuatro pedazos, hervirla en un vaso de agua por cinco minutos y tomar tres veces al día, durante cuatro días. A esto se le acompaña con el siguiente ejercicio de contracción del músculo pubocoxígeo (ejercicio de Kegel), que se hace así: Contraer el ano en tres tiempos, sin relajar. Primero una contracción ligera, seguida de una más fuerte y después una contracción anal de gran intensidad. En las mujeres inmediatamente después contraer la vagina como si se estuviera succionando algo. Contar hasta tres y relajar los músculos, primero los de la vagina y después los del ano. Es también magnífico en las relaciones sexuales para aumentar la sensibilidad en la mujer y aumentar el placer en el compañero.

El ajo, limón, cebolla, consumiéndolos habitualmente, sirven para controlar y mejorar el colesterol malo, presión arterial, embellecer la piel, adelgazar, combatir parásitos, reforzar tu sistema respiratorio, evitar resfriados, gripes y también cualquier cuestión relacionada con las infecciones, porque tanto el ajo como el limón tienen propiedades antisépticas y antibacterianas. Pero lo que sí me dejó sorprendida es el poder curativo que tienen los espárragos.

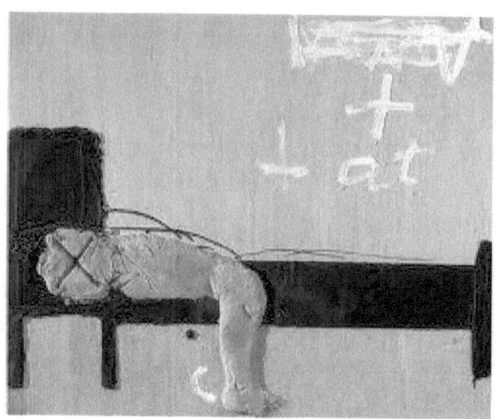

Según el descubrimiento de Richard R.Vensal, D.D.S. dice que son efectivos para curar el cáncer. También se afirma que son poderosos en disolver los cálculos en los riñones. Para que hagan efecto se debe ser constante en el consumo de esta planta y se puede preparar de la siguiente forma: Se cocina un manojo de espárragos y una vez cocidos, se dejan enfriar un poco, se ponen en la licuadora y se hacen en puré, al gusto se le puede agregar sal y quizá un poco de cebolla verde picada menudamente sofrita, para darle mejor sabor. La dosis es cuatro cucharadas de este puré tres veces al día, durante dos meses. Al cabo de este tiempo, el paciente verá resultados positivos, sin embargo, puede seguir consumiéndolos en otras formas también, al vapor, en ensaladas, sopas, etc. Hay un dicho muy cierto, lo que cura, también previene.

Con enfermedades tan difíciles de tratar con éxito, es comprensible que los padres miremos otras alternativas en busca de una curación. Hace unos años, mi amiga Laura Mejía llevó a su nieto Carlos donde don Lizandro, quien vivía en la vereda Jamaica de Alcalá, Valle, Colombia. Don Lizandro era un *yerbatero* o *tegua* que curaba el mal de ojo y cualquier enfermedad por difícil que esta fuera. Al no ver ninguna posibilidad de cura, les decía que no había nada que hacer, tan sólo pedirle a Dios que se llevara a su ser querido a pasar mejor vida. Laura llevó a Carlitos con una diarrea tan severa que ni los médicos ni los farmaceutas pudieron detener el problema. Al ver que esta criatura que cada vez se demacraba más, paró de darle la medicina que el médico le mandó, por un día, pero la enfermedad seguía. La fiebre iba y volvía, vómito y espasmos estomacales. Hasta que alguien le dijo a ella, que el niño lo que tenía era "mal de ojo". Siguió las instrucciones de Don Lizandro y el niño se curó al día siguiente. Llamémosle como sea: milagro, casualidad o realidad. Actualmente no hay una explicación científica que demuestre que tales tratamientos supongan una ventaja con respeto convencional.

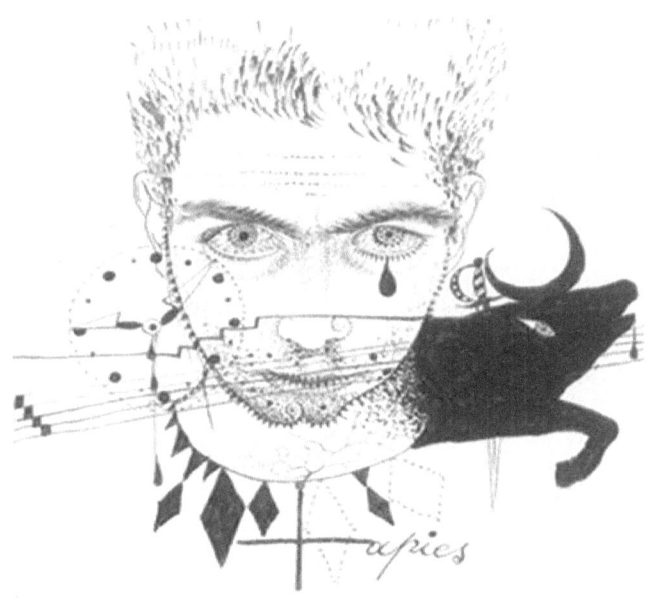

Pero no nos detengamos a hablar de las enfermedades misteriosas, porque no terminaríamos nunca, por qué mejor no entramos en detalle con males mayores como lo que veremos en las siguientes páginas, y es que usted amigo lector no está inmune ni a salvo, o acaso ¿Piensa que ese dolorcito de cabeza, esa debilidad general, manchas rojas en la piel, la ansiedad de estar comiendo dulce, piensa que es normal? Está seguro de gozar de una perfecta salud? Podría estar en sus últimos momentos por falta de informarse mejor.

Mírese en el espejo, esa palidez, esas ojeras... Sudores nocturnos...Duerme bien? ¿Se levanta más de dos veces a orinar en la noche? Defeca una sola vez, o cada dos días? Tiene usted solamente veinte años y toda una vida por delante? Ah, qué bien... Fíjese lo que le tocó ver a mi hermana en el estado del Congo, en África.

V

Enfermedades letales

Virus Ébola

Este virus es una severa fiebre hemorrágica con frecuencia fatal en los humanos. Pero les explicaré mejor a través de la experiencia de alguien muy cercano a mí.

Mi hermana Florence ha sido miembro de la Cruz Roja Americana, ella vive al sur de California y fue seleccionada por saber francés como delegada para una misión especial en el Congo, junto a otros cinco delegados del comité estatal. Abordaron un avión de *Ethiopian Airlines* con un total de 29 horas de vuelo contando las escalas que tuvieron que hacer en diferentes países y ciudades.

Llegaron un medio día a la hermosa ciudad de Lumbashi. Se dirigieron al Globe Holiday, hotel que habían reservado para las dos semanas que debían estar allá. El ardiente sol, la belleza natural y un grupo de la Media Luna Roja, los esperaba. La calidez de la gente y estar en un país donde la cultura es tan diferente a la nuestra, daba una sensación de querer descubrir nuevas cosas. Como es sabido la selva Amazonas es la más extensa del mundo y maravillosa por su variada fauna y flora, y le sigue la selva amazónica del Congo, de extensa y exuberante vegetación debido al clima tropical y lluvioso que posee. Al día siguiente, después de un merecido descanso, aunque con el reloj biológico descontrolado, emprendieron la ruta a través del río Congo, en un rudimentario yate, que les habían donado los franceses a ellos, por la dificultad del transporte hacia los sitios que debían visitar, muy bien custodiados todos, por el temor sobre todo en las mujeres de ser violadas. La misión consistía en crear tanques con filtros en los nacimientos de agua para captar el líquido y desarenarlo. Este tanque en la parte de arriba, tiene una tapa y en la parte interna un tubo para extraer los desechos que se acumulan. El agua pasa luego un tanque decantador, también con tapa que tiene carbón vegetal, grava y arena y de allí pasa ya al tanque de distribución a las casas a través de tuberías de PVC. Para la continuidad del objetivo de mejorar la calidad de agua, la Media Luna roja del Congo seguía estas labores apoyada por el gobierno y el pueblo, cuidando la vegetación alrededor de las fuentes de agua hasta recibirla en los hogares y tratarla nuevamente con filtros en los grifos, el lema era "Agua de mejor calidad", gracias a la Media Luna Roja.

Señala mi hermana que toda esta hermosa labor se vio oscurecida, al pasar por Itoumbi, cerca del Gabón. De una casa salió una madre llorando desesperada por tener a su hijo gravemente enfermo. El niño de quince años, presentaba un fortísimo dolor de cabeza, fiebre alta, dolor en las articulaciones y en los músculos, piel enrojecida, malestar en la garganta, mucha debilidad, diarrea, vómito y dolor de estómago. Esto parecía malaria. Describe Florence que las súplicas de aquella pobre mujer, hicieron que cargaran con ella y su hijo durante cinco horas en aquel viejo yate. Por el camino trataron de hidratarlo y le dieron acetaminofén para calmar un poco el dolor y la fiebre, pero el niño seguía mal. Al llegar a la ciudad, le practicaron inmediatamente los exámenes de laboratorio entre ellos la prueba de ELISA que se utiliza para detectar el nivel del sistema inmune y dio positivo para virus Ébola. Cabe decir que debido a que esta prueba de ELISA fue diseñada para ser altamente sensitiva es posible que dé falsos resultados positivos, indicando la presencia de anticuerpos al VIH cuando en realidad no es así. Para disminuir la posibilidad de un resultado positivo falso, un solo resultado positivo de la prueba ELISA no se considera suficiente evidencia para determinar la presencia de anticuerpos al VIH, por eso se repitió la prueba, para estar seguros de que no era SIDA.

El médico dijo que la enfermedad del virus Ébola se adquiere directamente por contacto de sangre o secreciones de alguien enfermo con el virus y así el virus se expande a familiares y amigos.   Pero la madre decía que tal vez se había contagiado en la escuela. Sin embargo, otra forma de adquirir este virus es a través de agujas y jeringas que hayan sido expuestas al virus, aunque quizá no fue la forma en que se contaminó. Como toda enfermedad viral es contagiosa, al joven enfermo lo pusieron en estricto aislamiento, ellos se tenían que cubrir con máscaras, guantes y batas quirúrgicas para prevenir la propagación por las secreciones del enfermo. El período es de 2 a 21 días después de contaminarse.

En esa misma semana, mayo de 2005, ya habían muerto otras cinco personas del mismo virus en esa ciudad. El joven estuvo internado por cinco días, al cabo de los cuales falleció, porque no hay un tratamiento para curar esta enfermedad.   La madre tuvo que regresar al campo con al alma destrozada.   Lo único que se pudo hacer por ella, fue tratar de salvar a su hijo y después recoger dinero para los servicios fúnebres.

Los enfermos con este fatídico virus sólo pueden recibir líquidos para controlar el balance de los electrolitos. Se monitorean sus signos vitales y se trata alguna otra complicación, pero sin resultados positivos. Aún así, milagrosamente, algunos pacientes se han salvado de este mal, cosa todavía inexplicable a la luz de la ciencia.

No hay forma de prevenir este virus porque se desconoce el reservorio, pero sí se pueden aplicar unas medidas básicas preventivas. Florence leyó un informe en los murales de ese centro de salud de Itoumbi donde el responsable sanitario manifestaba que "aunque otras víctimas se habían presentado con los mismos síntomas de la fiebre hemorrágica no se había producido pérdida de sangre, característica del Ébola, virus que en 2004 provocó 120 muertos en el norte de Congo y causó en .

el pasado cientos de víctimas en Uganda. También en Angola se había registrado desde hacía meses una epidemia de otra fiebre hemorrágica, el virus de Marburg, que causó en esa fecha más de 250 muertos.

Pero el Ébola no es lo que ahora está matando la humanidad en cantidades como sí lo está haciendo el vecino llamado cáncer y que elige víctimas sin discriminar a nadie. Les contaré algunos datos de ese fatal enemigo.

Cáncer

Se calcula que existen por lo menos 200 clases de neoplasmas malignas (cáncer) caracterizadas por el crecimiento desordenado y propagación hacia las células buenas. He conocido mucha gente con cáncer, algunos han sobrevivido porque les han detectado tempranamente el mal, otros de milagro lo están contando y otros, la mayoría, no pudieron contármelo porque el tiempo se les agotó.

El cáncer se hace letal cuando invade órganos vecinos o hace metástasis hacia las partes sanas. El cáncer que crece en el tejido de recubrimiento (epitelio), es llamados carcinomas. Los que se desarrollan en los tejidos conectivos, son denominados sarcomas. Entre nosotros los latinos, esta complicación ha crecido por varias razones. Conversando el otro día con una señora a quien se le murió el esposo de cáncer en la próstata, me contó llorando que él era muy terco y pensaba que era problema de los riñones y que con bebidas caseras eso se le quitaría. "Fue un dilema para hacerlo ir donde el médico, porque como no sabía inglés y, además, no teníamos seguro de salud, parecía imposible, pero yo le insistí, hasta que por fin fue, cuando ya estaba orinando pura sangre.

Los 7 signos alarmantes del cáncer

1. Cambios en los hábitos fisiológicos del intestino y la vejiga.
2. Una herida que no sana fácil.
3. Hemorragia o secreción vaginal o rectal.
4. Endurecimiento o nódulo duro en el pecho o cualquier otra parte del cuerpo.
5. Indigestión o dificultad para ingerir alimentos.
6. Cambio notorio en un lunar o verruga.
7. Tos persistente o carraspera.

No hay hasta el momento una causa concreta para decir qué es la que ocasiona el cáncer, pero sí se conocen los factores que predisponen al ser humano para que desarrolle células cancerosas tales como:

- Radiación y rayos ultravioletas (hay personas que le temen usar el microondas por esta razón).
- Exponerse al humo de fábricas.
- Dieta alta en grasa y baja en fibra, porque causa acidez, la misma que se suma con ácidos naturales del estómago.
- Historia familiar de personas con cáncer (especialmente cáncer de útero y seno), pero no quiere decir que todos lo vamos a heredar, depende de los factores ambientales y los hábitos de cada persona y ocurre sólo en un 5%.
- En cuanto a los factores ambientales tenemos los desastres causados por el hombre con la radiación atómica.
- La edad: no discrimina a los jóvenes, pero es más común después de los 70 años.
- La proteína en la carne, porque es difícil de digerir y requiere muchas enzimas digestivas. La carne sin digerir permanece en el intestino y se pudre, convirtiéndose en más residuos ácidos tóxicos.

- Fumar, directa o indirectamente, predispone al cáncer de pulmón y garganta.
- Consumir licor en exceso, porque puede llegar a producir cáncer de hígado o cirrosis.
- La ingestión de leche produce mucosidad, y en personas que empiezan a desarrollarlo esto favorece el mal. Se aconseja reemplazarla por leche de soya.
- La exposición al sol por largas horas sin ninguna protección y en momentos donde está más directamente, (11:00 a. m y 3:00 p. m).

Hay personas que nunca desarrollan ningún tipo de cáncer, y al preguntarnos por qué, hay quien afirma que se debe a que el metabolismo en todos no es el mismo y funciona de distintas maneras ante estos factores de riesgo.

Se ha alertado además que los sustitutos de azúcar contienen *aspartame* al igual que otros productos como los jugos enlatados dietéticos, sodas, gomas de mascar, galletas y otros productos de repostería, y que este azúcar produce cambios en el metabolismo, imposibilitando al hígado para quemar la grasa y disminuyendo los niveles de *serotonina* en el cerebro que es la encargada de regular el apetito, el sueño, la vigilia, todo lo cual afecta el estado de ánimo y muchas otras funciones que tiene la *serotonina*. El 35% de los cánceres se evitarían si la gente tuviera buenos hábitos alimenticios y un buen estilo de vida. Es mejor usar miel de abeja o panela hecha de caña para preparar el café y otras bebidas.

La regla básica, sin embargo, es la detección temprana del cáncer que posibilita su tratamiento rápido y eficaz.

Cáncer de seno

Este tipo de cáncer es un neoplasma maligno que puede llevar a la muerte a una mujer entre los 30 y los 50 años de edad.

Aproximadamente 1 de cada 10 mujeres desarrollarán cáncer de seno en su vida y cerca de 1000 hombres desarrollan cáncer cada año. El 90% de las masas cancerosas han sido detectadas por la propia mujer con el auto-examen en la casa o accidentalmente mientras se duchan, práctica que ha salvado la vida a miles de mujeres. La Sociedad Americana de Cáncer recomienda que toda mujer entre 20 y 40 años debe auto examinarse cada mes y el grupo de féminas entre 40 y 49 años necesitan hacerse una mamografía cada 1 o 2 años, después de los 50 años se deben practicar exámenes clínicos y mamografías anualmente.

Síntomas

Amiga mujer y amigo hombre, porque también ustedes los masculinos desarrollan cáncer de mama, aunque no lo crean, si experimentan inflamación debajo de la axila, retracción del pezón, dolor en uno o ambos senos, masa o bolita en el seno, sangre por el pezón, algún otro líquido cuando no está amamantando, enrojecimiento, diferencia de tamaño o aumento rápido, temperatura alta en los senos, si sientes algunos de estos síntomas, deben consultar rápido a su médico, porque podrían estar desarrollando un cáncer. Desnúdense y párense frente al espejo, no tengan miedo ni prejuicios, su salud es más importante, podría observar protuberancias, morados sin causa, alergias y quien sabe que otras cosas más.

Factores de riesgo

No hay un factor de riesgo específico conocido para estimar los casos de este cáncer, sin embargo es necesario tener en cuenta que:

- El riesgo aumenta con la edad; pero mujeres que han tenido embarazos a término completo y han amamantado a sus hijos han disminuido el peligro después de los 45 años.

- Si la madre ha tenido cáncer bilateral antes de la menopausia, y la hija no ha tenido hijos o si los tiene después de los 30 años, este sería causante para ella posiblemente desarrollar un cáncer.

- Menopausia antes de los 35 años o después de los 55 años.

- Terapias de reemplazo hormonal.

- No tener hijos o tenerlos después de los 35 años, por eso es común el cáncer en las religiosas (monjitas).

- La obesidad sumada a unos senos demasiado grandes, son factor de riesgo.

- Dietas altas en grasa, en toda clase de cáncer, es un riesgo.

Muchas veces nosotras las mujeres, nos miramos al espejo para apreciar nuestra femineidad y de paso ver el paso del tiempo y los estragos que este hace a lo largo de los años, de repente descubrimos que la ley de la gravedad es nuestra enemiga. Pero eso no es tan importante como descubrir que hay algo anormal en nuestros senos. La mayoría de las pacientes han descubierto ellas mismas al palpar o por el tamaño ciertos nódulos duros. Es la hora de ver con rapidez un médico y comentarle el problema sin miedo ni vergüenza. Es el momento de someterse a la mamografía, ultrasonido, ecografía y posiblemente una biopsia.

El tratamiento que el médico indique, dependerá del estado en que se encuentre el mal, y la edad del paciente.

La mastectomía o lumpectomia (cirugía) o quimioterapia, radiación, son alternativas que se pueden combinar. En pacientes jóvenes, les ponen implantes para reemplazar el seno extraído, si la paciente lo prefiere y lo considera necesario. Aunque bien puede usar un *brassier* especial con relleno. Después del tratamiento antes mencionado, la paciente puede sentir ansiedad y angustia, pero personal médico estará presente para brindarle todo el apoyo posible. La quimioterapia es administrada y el paciente es monitoreado por las reacciones desgradables tales como náuseas, ulceraciones gastrointestinales, inapetencia, vómito, leucopenia (glóbulos blancos disminuidos) y hemorragias que se pueden manejar temprano. La piel es examinada por prurito e irritación, que pueda causar el tratamiento.

Mujeres en general, el descubrimiento temprano del cáncer, salva vidas, no lo olviden. El primer examen empieza en casa mientras nos duchamos o aplicamos crema sobre la piel, porque podemos palpar cualquier anormalidad, pero después de los 40 años, aunque no detectemos nada, debemos empezar a realizarnos la mamografía. Otros exámenes complementarios que el médico podría indicar: ultrasonido, muestras del tejido (biopsia), imagen por resonancia magnética (IRM), examen manual en la clínica realizado por el médico y el auto examen, ya antes dicho. La frecuencia del cáncer de mama en los hombres es menor, uno de cada 100. Para ellos es más difícil saberlo y su pronóstico suele ser peor que en las mujeres, pero el tratamiento es el mismo. El riesgo de que un hombre desarrolle cáncer de este tipo, se incrementa si en la familia alguien ha sufrido el síndrome de Klinefelter, que es una alteración por la que no se produce testosterona. Los otros factores de riesgo son haber tenido enfermedades de los testículos y el sobrepeso.

Luego viene otro cáncer común de las mujeres, el cáncer de cuello uterino o cáncer cervical.

Cáncer de cuello uterino

Llamado también cáncer cervical o carcinoma del cuello uterino que es la parte inferior del útero y se abre en la parte superior de la vagina. Es el tercer tipo de cáncer más frecuente en mujeres, y en países en vías de desarrollo es el más usual, con 400.000 o más casos diagnosticados anualmente.

Harald Zur Hausen (científico alemán) realizó un gran progreso en la investigación del cáncer cervical, y descubrió la influencia que tiene el virus del papiloma humano (**VPH**) en su desarrollo, razón por la cual obtuvo el Premio Nobel de Medicina en 2008. Contribuyó con experimentos realizados en monos *Rhesus*, Enrique Aguirre Cabañas (ginecólogo español). Apoyados en todo esto, tuvieron bases para realizar investigaciones sobre la vacuna contra el cáncer cervical (Gardasil), en la que tuvieron un papel fundamental los doctores Ian Fraser y Jian Zhou.

Causas y factores de riesgo

Los factores de peligro de cáncer cervical están relacionados con características tanto del virus como del huésped, e incluyen:

1. Promiscuidad.
2. Pareja masculina con numerosos compañeros. Relación sexual en edad muy temprana.
3. Muchos partos.
4. Infección persistente.
5. Inmunosupresión. Antígenos leucocitarios humanos. (Subtipos de HLA)
6. Uso de anticonceptivos orales.
7. Fumar.

Con frecuencia, las pautas de progresión de las lesiones precancerosas no son semejantes, y aunque el VPH 16 está asociado con un riesgo más elevado, es dificultoso predecir el desarrollo en una paciente en particular. El riesgo de desarrollar cáncer depende sólo en parte del subtipo de VPH, ya que también depende del estado inmunológico de la persona y de condiciones ambientales. La progresión hacia carcinoma invasivo, si llega a ocurrir, puede ocurrir en pocos meses o producirse durante más de una década.

El pronóstico y la supervivencia para los carcinomas invasivos dependen sobre todo del estado al que se detecta el cáncer en primer lugar, y en menor medida del tipo celular predominante en el tumor.

Síntomas

La mayoría de los casos no presentan síntomas al comienzo, pero más de la mitad de los casos de cáncer cervical se detectan en mujeres que no participan en revisiones regulares. Los principales síntomas son:

- Hemorragias abundantes y aumento del flujo vaginal.
- Dolor púbico
- Dolor al tener relaciones sexuales

Diagnóstico

Un cáncer cervical primitivo rara vez causa síntomas, de modo que la prueba de Papanicolaou es fundamental cada año. Pero, cualquier hemorragia o flujo anormal de la vagina necesita inmediata exploración médica. No siempre estos síntomas pueden deberse a otros problemas, también podrían indicar cáncer cervical.

El diagnóstico inicial es una prueba anormal de Papanicolaou, examen en el cual se extrae una muestra de células del cérvix, que se estudia en el laboratorio. Los resultados de la prueba se dan en 5 "clases" que van desde clase 1 (normal) a clase 5 (cáncer invasivo presente). Las clases 2 a la 5 requieren de otras comparaciones como la biopsia (muestra de tejido), para establecer la naturaleza y extensión de las anomalías y para diagnosticar el cáncer. Aparte del test Papanicolaou el médico realizará otras pruebas para poder confirmar más patentemente el diagnóstico, como la *colposcopia*, donde se visualiza el cuello del útero con la ayuda de un espéculo. Si se confirma la presencia de cáncer cervical, pueden recomendarse otros exámenes para analizar hasta qué punto la enfermedad se ha extendido. Éstos pueden incluir:

- Análisis de sangre y orina.
- ultrasonido de la pelvis y el abdómen y rayos x.

Tratamiento

El tratamiento depende del diagnóstico. Según la extensión del cáncer, el tratamiento puede consistir en una o más terapias:

- Eliminación del tejido anormal por medio de una cirugía, solamente hasta el cérvix completo, así como del útero entero y de otros tejidos adyacentes.

- Radiación para eliminar las células cancerosas restantes después de la cirugía y quimioterapia para matar las células cancerígenas que haya en el organismo.

El carcinoma in situ (cáncer incipiente en un lugar determinado, y no invasivo) se puede tratar con una operación minúscula, mientras que un cáncer invasivo requiere una extirpación de cérvix y útero (histerectomía) y posiblemente de otros órganos como los ovarios y las trompas de Falopio.

El proceso del tratamiento para la displasia y los cánceres iniciales tienen un alto índice de éxito. El índice de vida a los 5 años para mujeres con carcinoma in situ es prácticamente del 100 %. Pero, si la enfermedad ya es invasiva, la validez del tratamiento decae. Por eso después de un tratamiento con éxito, la mujer deberá consultar al doctor con frecuencia.

No sucede lo mismo en los casos donde el diagnóstico se efectúa en períodos avanzados de la enfermedad, carcinoma invasivo, donde después de un "estadiamiento" (observación continuada) de la paciente si se determina que debe ser operada, la cirugía es más agresiva acompañándose de histerectomía, de anexectomia (extirpación de los anexos uterinos) bilateral, del tercio superior de la vagina y vaciamiento glandular, además se complementa según criterio clínico-oncológicos de tratamiento con radioterapia y otros según se considere.

Por lo general las pacientes con cáncer en estadio IV mueren en breves periodos de tiempo por propagación de la neoplasia y metástasis a ganglios linfáticos, vagina, vejiga urinaria, parametrio, pulmón y cerebro. Sin embargo, en EE.UU. la detección prematura ha reducido el número de pacientes con cáncer en estadio IV en más de dos tercios en los últimos 50 años.

Prevención

Métodos de prevención contra el cáncer cervical:

- Vacuna para prevenir el Virus del Papiloma Humano.
- Realización de la prueba de Papanicolaou en forma regular.
- Evitar relaciones con múltiples compañeros sexuales.
- No fumar.
- No beber.

- Si hay una historia de verrugas genitales, hacerse un Papanicolaou cada 6 meses.
- Si tiene más de un compañero sexual, insista en que usen preservativos para prevenir el contagio de una enfermedad de transmisión sexual.

Hace poco se aprobó la vacuna contra el cáncer de cuello de útero, que se utiliza en algunos países de forma sistemática. La vacuna es recomendable para mujeres mayores de 11 años. Sin embargo, la vacuna previene este tipo de cáncer pero no lo cura.

Cáncer de estómago

Se conoce como cáncer gástrico y puede ser producido por un carcinoma, linfoma o sarcoma (adenocarcinoma). Se forma en la mucosa en la capa más interna del estómago.

El estómago tiene forma de J, los alimentos le llegan por el esófago donde se conecta con el estómago y parcialmente los alimentos después de pasar por el estómago siguen su recorrido por el intestino delgado hasta llegar al colon. Normalmente el síntoma es la indigestión (dispepsia), y un dolor abdominal en la parte media. El cáncer de estómago es muy común en Japón, Corea, Costa Rica, Gran Bretaña, Islandia y Suramérica, no sabemos si por el consumo de grasas o por otros hábitos. En New York, conocí a un paciente que seguido iba al hospital por reflujo o acidez. La primera vez que fue al hospital, don Alejandro López, de nacionalidad Venezolana, fue después del Día de Acción de Gracias (Thanksgiving) para finales de noviembre. Cuando llegué ese viernes en la mañana, lo saludé y le llevé el desayuno que era una dieta líquida lo que le había ordenado el médico, porque el motivo era una tremenda indigestión y no era la primera vez. Dos horas después, continuó vomitando como algo que parecía aserrín de café entre verdoso y baboso. Me asusté mucho y salí rápido a decirle a la enfermera registrada. Y con plena confianza de que se trataba de una indigestión dijo: "Después del gusto que venga el susto, comí hasta que me cansé". Me comentó que desde hacía un tiempo le daba indigestión casi todo lo que comía y de las 250 libras que pesaba antes ya había bajado a 200 y en cierta forma se sentía satisfecho por eso. El problema era que el estómago le estaba creciendo demadiado. Después de una semana don Alejandro fue dado de alta. Pero a los dos meses tuvo que volver.

El agrandamiento del estómago sucede en todos los pacientes que tienen cáncer gástrico, sin que ellos sientan molestias serias en las etapas tempranas y a medida de su progreso, el paciente puede quejarse de indigestión, gases, acidez estomacal, náusea, intolerancia por algunos alimentos, pérdida del apetito y cansancio, pero cuando acude donde el médico por pensar que es problema del hígado, posiblemente es porque ya se ha extendido. Al volver, casi no lo reconocí, había bajado por lo menos 100 libras o más. Y sus síntomas eran peores. Le hicieron varios exámenes para detectar el problema más a fondo: una endoscopia que es el examen más importante, pero también se le hizo un conteo de sangre completo **(CSC)** para ver si había anemia, exámenes de materia fecal, GI series superior colonoscopia, por último esofagogastroduodenoscopia con biopsia.

Esta vez le tuvieron que remover una parte del estómago y practicarle también una colostomía, pues le habían detectado cáncer en el colon y aunque le sacaron la porción afectada, se le empezó a hacer quimioterapia. En dos semanas estaba pesando 100 libras y todo su cuerpo empezaba a ser como un débil cristal, por donde lo tocaban le dolía. Siempre estaba con oxígeno puesto y empezó a pasar por el proceso de un desenlace que ya se veía venir pronto: la muerte. Sintió enojo contra todo el personal médico, se negaba a creer que tenía cáncer y decía: "Malditos médicos, brutos, cómo es posible que por una indigestión me hayan sacado casi la mitad del estómago y un pedazo de tripa"-. Se arrancaba la infusión intravenosa

(IV), no quería que le tomaran mas exámenes de laboratorio, y cuando le ponía la comida sobre la mesa móvil, me tiraba la bandeja encima y me insultaba: "Coño 'e su madre, quítese de acá colombiana de mierda, deje de traerme más veneno, eso es comida pa' perros".

La esposa era muy comprensiva y podía controlar la situación, siempre estaba su lado, ya eran 40 años de matrimonio y cinco hijos. Cuando cambiaba su bolsa de colostomía, era sólo sangre lo que veía ahí y un fétido olor nauseabundo que impregnaba toda la habitación, me revolvía el estómago, pero era mi trabajo. Me asustaba su palidez en las mañanas cuando llegaba a tomarle los signos vitales, respiraba con dificultad y me miraba últimamente con un agotamiento fatal y casi rogando que lo dejaran ir para salir de esa agonía. Luego don Alejandro poco a poco fue aceptando que todo estaba complicado y que nada se podía hacer por él. Se negaba a recibir más medicinas y decidió entrar en cuidados paliativos. Sólo recibiría agua, medicina para el dolor y se mantendría limpio y seco para estar confortable y esperar el momento. Un día llegó la esposa y sorpresivamente, él estaba alegre y para nada irritable, yo le estaba tomando la presión y el oxígeno y vi algo determinante en ese instante, las uñas moradas, la nariz fría, el oxígeno muy bajito. "¡Ay, vieja!... Veo como ángeles alrededor mío, o son las enfermeras, ustedes me tratan tan bien y yo como he sido de grosero, pero hoy me siento muy bien". Le preguntó que si le había llevado el sándwich de pernil asado, ella mirándome con vacilación, pensando quizá que yo le iba a recriminar algo, le contestó: "Sí, mi amor, te traje algo rico". Me llamó aparte y me dijo "Qué le pasa, por qué está así, ese cambio, tan repentino, estoy sorprendida, sin embargo lo siento muy raro, como frío y más pálido". "Bueno, le dije, es que de repente se va a sentir mejor, creo que es mejor que se le acerque y le diga todo lo que en la vida no le haya dicho ahora que está lúcido, y dele ese sándwich, que coma lo que pueda, de pronto para mañana es tarde". Salí de la habitación y le informé a la enfermera lo que había visto, entonces me dijo que posiblemente le quedaban días de vida porque los últimos exámenes estaban muy mal. Esa misma noche murió y allí quedó todo el dolor, se fue contento de ver el rostro de la mujer con quien compartió su vida y unos hermosos hijos.

Las úlceras gástricas avanzadas preceden al cáncer, tales como la metaplasia intestinal y la displasia; son un signo evidente que se ha mostrado útil en la prevención y/o detección precoz del carcinoma gástrico, aunque a pesar de ello sigue siendo elevado el número de personas muertas, y escaso el número de pacientes que son diagnosticados temprano. Mi paciente estaba invadido de cáncer, haciendo metástasis hacia el hígado, pulmones y corazón. La metástasis ocurre en el 85% de los individuos con cáncer gástrico, con un promedio de supervivencia de cinco años en un 75% de aquellos diagnosticados en etapas tempranas y menos de 30% en aquellos con estados avanzados, como el caso del señor Alejandro López, a quien no se le puso cuidado a tiempo con esa supuesta indigestión y quien por sí mismo quiso hacer caso omiso, así cuando fue a ver al médico ya hacía mucho tiempo le había empezado el mal. Pero cuando el cáncer va avanzando, los síntomas van incrementando y se verá lo siguiente:

- Pérdida de peso muy notable.
- Excrementos con sangre y de color negro (como café molido).
- Sensación de llenura o inflamación después de haber comido cantidades pequeñas de alimentos.
- Vómito después de las comidas.
- Dolor de estómago después de las comidas (sensación de indigestión).
- Debilidad, fatiga, mal genio.
- Anemia extrema y palidez.

El cuerpo humano está hecho de millones de células que normalmente crecen, se dividen y mueren, algunas células cambian y se multiplican rápidamente más que las células normales, en vez de morir estas células malas se agrupan formando tumores, si resultan ser cancerosas, invaden y matan tejidos sanos del cuerpo. A partir de esos tumores si son malignos pueden hacer metástasis formando tumores en otras partes del cuerpo. El cáncer de estómago es el crecimiento de células cancerosas en el tejido de revestimiento y las paredes del estómago.

La cirugía de este cáncer se hace, según la gravedad del mismo, extremadamente radical hasta la extracción de todo el estómago, ganglios linfáticos próximos y partes del esófago, el intestino delgado y otros tejidos cerca del tumor. Posiblemente se extirpe el bazo. El esófago se conecta al intestino delgado de manera que el paciente pueda continuar comiendo y pasando alimentos.

La quimioterapia a base de medicamentos utilizados para interrumpir la propagación de las células cancerosas y evitar su multiplicación es el procedimiento más común aunque conlleva efectos secundarios, afectando el hígado y los riñones. Aunque a veces es preferible tratar primero otras alternativas como el consumo en puré de espárragos. También es sabido que algunos pacientes recurren a medios naturales como el uso de la guanábana en jugo o comer directamente la fruta.

En 1976 el Dr. Jerry Mc Laughlin de la Purdue University descubrió las acetogeninas de la anonácea graviola, poderosos Anticancerígenos. Continuaron esas investigaciones en el Instituto Nacional del cancer comprobando su efectividad en el cáncer de colon y de próstata. El National Health Center utilizó para otros tipos de cancer (gástrico, de riñones y mamas).

Luego está la radioterapia, tratamiento con rayos X de alta energía para eliminar las células malas y prevenir su crecimiento, también un tanto molesta para algunos. La quimiorradiación es la combinación de la radioterapia y quimioterapia, administrada después de la cirugía, denominada terapia adyuvante. Cuando se da antes de la cirugía se llama terapia neoadyuvante. No hay una prognosis definitiva porque cada paciente es diferente y todo depende de la extensión de la enfermedad, la voluntad que tenga de curarse y el tiempo en que se haga, siendo más exitosos los tratamientos que se hacen en un diagnóstico precoz.

¿Pero, estamos en riesgo?

Existen varios factores que intervienen: los ambientales, socioeconómicos y dietéticos. La posibilidad de que le dé cáncer de estómago es mayor si usted ha tenido una infección por una bacteria llamada *Helicobacter Pylori* que también causa úlceras en el estómago. Y mayor probabilidad de que le dé cáncer si usted:

- Es hombre mayor de 50 años de edad.
- Tiene un pariente cercano que ha tenido cáncer en el estómago.
- Es fumador.
- Ingiere bebidas alcohólicas.
- Tiene alto consumo de alimentos grasosos.
- Tiene sangre tipo A.
- Sufre gastritis crónica.
- Ha tenido o tiene pólipos gástricos de más de 2 cm.
- Es afroamericano, hispanoamericano, asiático-americano o nativo de las islas del Pacífico.

Cáncer de próstata

La barrera del idioma a veces es un problema entre los extranjeros que necesitan consultar un médico. En San Antonio, Texas, doña Rosa Gil, mi vecina del tercer piso del apartamento donde vivía, me contaba llorando como murió el esposo de cáncer de próstata ya que él era muy terco y pensaba que era problema de los riñones y que con bebidas caseras eso se le quitaría, pero resultó ser cáncer de próstata. Había muerto hacía dos semanas cumplidos 54 años. "Fue un problema para hacerlo ir donde el médico, porque como no sabía inglés, y además no teníamos seguro de salud, le daba temor, pero yo le insistí, hasta que por fin fue, porque ya estaba orinando pura sangre, y tenía demasiado dolor para orinar así como dificultad para iniciar o detener el chorro de orina, a veces no alcanzaba a llegar al baño y el pobrecito se mojaba los pantalones." Le pregunté por qué no buscó ayuda con alguien, y me contestó que también le daba como temor porque no tenían documentos y de pronto los deportaban, aparte que sin el seguro médico no había ninguna posibilidad de atención y con qué iban a pagar un tratamiento. Le dije entonces que en ningún lado los médicos rehúsan atender a alguna persona por su estado migratorio, o por no tener seguro o falta de dinero. Existe en Estados Unidos un *Medicaid* de emergencia cuando hay una enfermedad grave, le informé, pero jamás se enteró. "¿Qué otros síntomas presentaba su esposo?", le pregunté alarmada de ver la falta de información de muchas personas. "Pues mantenía mucho dolor de espalda, en la parte alta de los muslos, la cadera, y se levantaba mucho en la noche al baño, ya ni seso podíamos tener". Ah, doña Rosa, querrá usted decir sexo, repliqué. "Eso mismo, cuando el doctor, lo revisó y le hizo los exámenes, don Jacinto estaba muy preocupado, porque sospechaba que nada bueno le esperaba. Aunque le preocupaba más su impotencia sexual, porque le preguntó al médico que si le podía recetar de esas pastillas azules que llaman *viagra*, pero el doctor creo que ni le prestó atención, al otro día le dieron un carné y después lo citaron nuevamente para ver qué tratamiento podía hacerse. Le hablaron de la urgencia de una cirugía, radioterapia y quimioterapia, pero también el médico le dijo que el problema estaba ya muy avanzado y la cirugía no era recomendable, que había apenas un 40% de posibilidad de curarse, fue entonces cuando consultaron con mis dos hijos y conmigo también, entonces mi esposo tomó la decisión de hacerse la radiación y quimioterapia, pero vecina, solo duró una semana y se me murió". Le dije entonces, "Tranquila doña Rosa, que él ahora ya no tiene más dolor, pero que eso sirva de ejemplo a sus dos hijos y demás familiares, de esa forma tomen en cuenta que la prevención y un dictamen médico a tiempo puede salvarle la vida a cualquier persona". "Mi Jacinto se me fue, por no haber ido cuando le empezó ese problema de la orinadera con sangre y ese dolor de espalda, tanto que le decíamos en la casa que fuera a ver que era y no quería que le hicieran ese examen de próstata por incómodo, que le daba vergüenza". Después de haberle escuchado, le expliqué un poco de que se trataba la enfermedad, aunque en el hospital, ya le habían informado. Subí a mi apartamento por un libro ilustrado que tenía y le leí esto:

"La próstata es una glándula pequeña que está en el aparato reproductor del hombre, produce un líquido prostático y parte del semen. Es el Segundo cáncer más común en los hombres que les causa la muerte, debido a que no hay signos clínicos en el comienzo ni síntomas y la tarea de detectarlo es difícil. Los pronósticos se dan con los análisis de sangre tacto manual rectal periódicamente y el uso del transuretral ultrasonido y biopsia. Después de los 40 años todo hombre debe realizarse estos dos primeros exámenes anualmente".

Quizá si Jacinto hubiera ido al examen de próstata en sus 40 años, y cuando le empezaron esos primeros síntomas, hubiera tenido éxito en el tratamiento y habían podido operarlo y recibir un tratamiento adecuado, pero a veces la falta de información nos lleva cometer errores irreparables.

Leucemia

Es otro de los cánceres más conocidos que hace metástasis. La leucemia está clasificada de acuerdo con el tipo de célula que la produce. Una Gammagrafía ósea, Biopsia de la médula y un Conteo Sanguíneo Completo (**CSC**), son los exámenes que se realizan para señalar el problema de salud y empezar un tratamiento.

La leucemia es un cáncer maligno que se forma en la médula ósea (interior de los huesos), donde se producen los glóbulos rojos de la sangre; el mismo que se extiende por la sangre, especialmente en el hígado, nódulos linfáticos y el bazo. Hombres y mujeres pueden sufrir esta terrible enfermedad. Progresa rápidamente, en su última etapa y característicamente apunta hacia los niños de forma crónica, toma tiempo en su desarrollo. En adultos es más común en los ancianos. Ha sido ligada a los rayos X tempranos en 1911 y a la radiación de la bomba atómica en 1945, con una excepción de la Leucemia Linfocítica Crónica.

Una de las formas precursoras de leucemia más temida es el Paludismo o fiebre malaria cerebral, ya que los glóbulos rojos infectados se pegan a los capilares del cerebro. Se puede producir la muerte a las 24 horas de los primeros síntomas, y si el paciente se recupera pueden quedarle secuelas cerebrales. Otra forma conocida es la que destruye los glóbulos rojos originando una anemia que puede llegar a poner en peligro la vida de la persona. Si la anemia no se trata debidamente, puede llegar a ser crónica y tener graves consecuencias, aunque la anemia no es una enfermedad sino un síntoma, hay posibilidades de que se convierta en leucemia. Si la hemoglobina es menor de 6g/100ml en la sangre, hay anemia.

Así entonces un aumento de los glóbulos blancos significan infección en alguna parte del cuerpo y un descenso en los glóbulos rojos indica anemia.

Leucemia Mieloide Aguda (LMA)

Es la leucemia más común en los adultos; cuando los glóbulos blancos llamados miel blastocitos se desplazan a las células sanas de la sangre, interrumpiendo el proceso de pelear contra las infecciones es el trastorno en las células madre. Entonces la medula ósea normal es atacada y reemplazada por las células leucémicas, esto lleva a la baja de los glóbulos rojos, plaquetas y leucocitos normales. Empieza la persona a experimentar demasiado cansancio, moretones, aumenta el riesgo de infección, dificultad de coagulación y respiración rápida. Lastimosamente muchos pacientes confunden estos síntomas con cansancio físico por el exceso de trabajo. No se conoce una causa definida que compruebe la aparición de este problema leucémico, pero es curable.

Sin embargo pocas personas son vistas a tiempo por un médico. La sobrevivencia de este mal es menor de 2 años, lo que quiere decir que al sentir los primeros síntomas y signos, hay que proceder rápidamente a los exámenes correspondientes para tratar el problema en caso de que la persona confunda todo con una simple anemia. Uno de los procedimientos curativos son la quimioterapia y el trasplante de médula ósea, el cual solo se puede hacer efectivo en pacientes menores de 60 años. Los niños responden muy bien a estos tratamientos.

Leucemia Linfocítica Aguda (LLA)

En el 80% de las leucemias agudas en los niños, no hay una causa obvia, sin embargo los siguientes factores pueden interferir:

- Exponerse a la radiación muy seguido y estar expuesto a los rayos X antes de nacer.
- Problemas de cromosomas.
- Tratamiento con medicamentos quimioterapéuticos que están vencidos.

- Recibir un trasplante de médula ósea inapropiada.
- Toxinas como el benceno (encontrado en el humo de cigarros, pesticidas, productos plásticos, algunos detergentes y pinturas).
- Tienen más predisposición a sufrir leucemia linfocítica aguda, pacientes con síndrome de Down y que tengan un hermano con leucemia.

Los síntomas más característicos en una persona con leucemia linfocítica, son: anemia, fatiga, letargo, fiebre, dolores en huesos y coyunturas. Por lo cual se puede pensar que es dengue o el famoso rompe huesos. Pero no cuando a estos síntomas los acompaña también la palidez de la piel, petequias (puntos rojos en la piel), sangrado por la nariz, engrandecimiento del hígado y riñones, sensibilidad en el esternón y algunos huesos. Fue exactamente lo que le pasó a mi madre, cuando el médico sospechó lo que ella padecía por la frecuencia con la que sentía todos estos síntomas y por algunos previos exámenes. En la casa le explicó junto a mi hermana que la situación no era la mejor y que había posibilidades de que fuera una clase de leucemia. Debíamos estar preparados para un diagnóstico posiblemente muy malo y recomendó hacerse otra serie de exámenes, entre ellos una biopsia de la médula ósea. Por cierto, a mamá le pareció muy doloroso ese examen, que se hace en la cresta de cadera, y aunque ponen anestesia, me tocó ver en el hospital que los pacientes se quejan todavía. Entramos en alerta roja con ella y se empezó a apoderar de nosotros la angustia, y de mi madre la depresión y el desespero ante la incertidumbre; a ella siempre le dio mucho miedo tener cáncer y aquello fue lo que la llevó a su final.

Por la edad hay pacientes que no son candidatos a trasplante de medula ósea y combinación de agentes de *Prednisone* y *Cytotoxic*. El 70% de los niños tratados sobreviven. Tratamientos adicionales se pueden dar para tratar los síntomas, incluidos transfusiones de plaquetas y glóbulos rojos para combatir la trombocitopenia y la anemia y antibióticos para aliviar la fiebre. El pronóstico de vida para un paciente con esta clase de leucemia (**LLA**) es de aproximadamente 3 meses.

Mieloma múltiple

Es incurable. Aun no sabíamos el diagnóstico exacto de lo que mi madre padecía, porque todos los síntomas eran parecidos. Un médico le dijo que tenía casi la seguridad de que era MM y le explicó que es en la que los glóbulos blancos invaden la médula ósea en su capa exterior provocando un aumento de calcio en la sangre (hipercalcemia). Las células malignas privan el crecimiento de los glóbulos rojos y blancos normales, terminando en anemia, que era lo último que le habían dicho.

Esta enfermedad caracterizada por la infiltración de células mielomas al hueso y médula espinal va formando múltiples masas tumorales que terminan en fracturas anómalas y progresivas generalmente fatales. Con mi madre nos aferramos a esperar todavía todos los resultados. Por un tiempo los síntomas desaparecieron e inclusive viajamos juntas a Colombia en el 2007, pasamos muy bien, no le noté ningún malestar, sólo los achaques propios de la edad.

Los síntomas, que aunque se parecen a las otras leucemias, tienen una mínima diferencia: incluyen anemia, depresión, mucha debilidad, dolor de cabeza, pérdida de control de los esfínteres (incontinencia urinaria y fecal), lesiones del riñón, niveles altos de globulina en la sangre, dolor en los huesos (costillas y columna) los cuales empeoran con la actividad física. Esta enfermedad es más frecuente en hombres que mujeres. El paciente también puede experimentar infecciones como neumonías y pielonefritis, infecciones intestinales. Como está comprometida la columna vertebral, puede haber paraplejia en algunos casos.

Un grupo seleccionado de pacientes se puede beneficiar con la terapia de reemplazo de inmunoglobulina para reducir el riesgo de infección. Cada paciente es tratado con irradiación en las lesiones de los huesos, primero la mitad del cuerpo hacia arriba y 6 semanas después el resto del cuerpo. La quimioterapia estándar incluye estos tratamientos, aunque resultan más paliativos que curativos, para reducir el sufrimiento del paciente debido a las fracturas y el dolor que sienta, triste es aceptarlo pero es así. Repitiendo lo anterior, el 80% de los pacientes mayores de 60 años, encontrados con estas leucemias no son elegibles para trasplante de médula y más de la mitad mueren en el término de 2 a 4 años después de que aparecen las primeras señales. Pero cualquiera que sea la condición y el nivel de la enfermedad, hay varias opciones para curar o aliviar los síntomas y no se debe de ver a la persona como una víctima, solamente es un paciente de cáncer. Después de dos años de haber experimentado los primeros síntomas de leucemia, mi madre seguía sin saber a ciencia cierta qué tenía, porque los médicos nunca le dijeron la verdad. Siempre le decían que era una anemia muy severa y por eso era que la hemoglobina estaba tan baja. Volvió a experimentar los síntomas más severos, con fiebres altas, mucha debilidad al punto de no tener fuerza para cubrirse con la manta cuando se acostaba, ni para levantarse.

Yo la llamaba todos los días y sentía esa impotencia de no ser Dios y salvarla de esos dolores, saber qué era, o tal vez lo sabía y quería ignorar la verdad, no quería quitarme el velo de los ojos porque sabía que era fatal y que no había un tratamiento adecuado para ella, deseaba poder curarla y que volviera a ser la mujer fuerte que siempre fue. Levantando una caja de cartón con algunos artículos no tan pesados, sufrió una serie de fisuras mínimas en siete de las vértebras, lo cual le causaban demasiado dolor para movilizarse y para realizar sus tareas cotidianas, tuvo que usar un chaleco de soporte para la espalda debido a la osteoporosis que fue otra complicación que le dio. Tenía sangrados recurrentes y mucho más cansancio y menos apetito.

Ella había sido diagnosticada en el 2001 con cáncer de seno, para   lo cual le hicieron una mastectomía de un solo seno y recibió el tratamiento hormonal con Tamoxifeno por cinco años, medicina muy fuerte que causa muchas molestias: malestares estomacales como náuseas, pérdida de cabello, irritaciones en la boca, anemia y neutropenia que consiste en la baja de glóbulos blancos (leucocitos) que son las defensas en el organismo, favoreciendo así la aparición de infecciones recurrentes. A esto se le sumó la depresión, a pesar de haber tenido el apoyo de la familia y sus amistades.   Después le dijeron que tenía cáncer de piel pero no era tan grave solo una pequeña lesión en la nariz por lo cual la operaron. En el 2008 le diagnosticaron cáncer de la matriz, también recibió tratamiento, pero ella no mejoraba.   El cáncer había hecho metástasis a casi todos sus órganos.   Solo un médico en México le dijo a mi hermana, pero no a ella, que tenía células cancerosas en la sangre y que como no tenía seguro médico en México, era mejor tratarse en California donde tenía su *Medicaid* (seguro de salud).   Llegando allí, para julio de 2009, el médico finalmente le dio el diagnóstico definitivo y fue *pancitopenia*.   Mi hermana al saber eso, le dio un paseo en barco por tres días por la bahía de Ensenada, Baja California y ella pasó de maravilla, lo disfrutó verdaderamente y cuando estaba en el hospital dos semanas después, nos dijo que deseaba otro crucero pero aún más largo y así se le cumplió, un crucero al más allá. Ella era una mujer muy inteligente y estoy segura que supo de su enfermedad, mas no nos comentaba nada para evitarnos sufrimiento.

Pancitopenia

Este fue el final para mi madre, porque aquí se   reducen todo tipo de células buenas de la sangre: glóbulos rojos, blancos y plaquetas.   Estuvo bajo transfusiones de sangre y plaquetas. Pero tenía complicaciones porque su estómago estaba crecido, sentía la sensación de llenura y que todo alimento le caía mal, comía muy poco porque se sentía saciada con una pequeña porción. También le habían dicho que tenía una mancha en el hígado y un hongo en los pulmones, y que se había extendido el cáncer a todos esos órganos. Se sabe que varias infecciones y toxinas son causantes de la pancitopenia y los síntomas dependen de la severidad de la insuficiencia en la sangre, pero ella tenía demasiado bajo el nivel de glóbulos rojos, cuando lo normal es de 140.000 unidades hacia arriba, ella solo tenía 13.000. El día antes de morir, a pesar de estar recibiendo las trasfusiones casi durante un mes, el organismo ya no le respondía, también se le complicó con osteoporosis.

Los síntomas que presentaba eran muy similares a los de la leucemia en términos generales: anemia aplástica, que era lo que siempre le decían; fatiga, debilidad general, palidez pero a ella sólo se le notó en las últimas semanas; reducción de las plaquetas, problemas de hemorragias, (nasal, vaginal, rectal), facilidad de hacerse moretones, petequia (puntos rojos), dolor de cabeza, depresión, aunque no al final, cuando el paciente acepta la enfermedad. El día antes de su partida, estaba en sus últimas etapas de la muerte, comió normal, y aunque le tenía dieta neutropenia, le llevé fríjoles negros con hígado y arroz, se comió todo y pasamos una tarde agradable, me expresó no sentir ningún dolor fuerte, pero en la noche cuando mi hermano la llamó le comentó que le dolía el estómago, para lo cual el recomendó pedir algo para ese malestar, posiblemente le dieron más morfina y me fui tranquila para la casa, dejándola en su lecho recibiendo las trasfusiones de las plaquetas; cerré la puerta antes de despedirme y no imaginé que sería la última vez que la viera con vida y aún sonriente. A la mañana siguiente, le dio fiebre demasiado alta, los signos vitales subieron y luego bajaron al máximo, tuvo problemas del corazón y finalmente le dio un paro cardio respiratorio, entrando en coma inmediatamente. Todo causado por el mismo problema de las defensas tan bajas y al final, el rechazo a las trasfusiones de sangre. Hoy mi madre descansa en paz y se llevó con ella el amor de todos los que la quisimos.

Para concluir, los médicos ordenan la transfusión de las plaquetas, glóbulos rojos y vitamina B2 para aumentar las plaquetas. Y recomiendan remover el bazo. Diferentes exámenes de laboratorio se requieren antes de determinar el diagnóstico: conteo de plaquetas, biopsia de la médula ósea, gammagrafía ósea.

Pero debo comunicarles también que hay un cáncer que se transmite sexualmente, se trata del Virus del Papiloma Humano y aunque no suene tan grave, puede llegar a ser fatal si no se trata tiempo ya que puede desencadenar en otro cáncer más grave.

Virus del Papiloma Humano (VPH)

En el hospital Cristo Rey de Chicago, tuve que trabajar con una paciente, Mariana Vélez, de 30 años de edad quien llegó en trabajo de parto de su primer bebé. Estaba muy preocupada porque le habían diagnosticado el virus del papiloma humano (VPH) durante una de sus visitas de control y le habían dicho que era una enfermedad de transmisión sexual viral y efectivamente lo era. Es la enfermedad de transmisión sexual más común de los Estados Unidos y en todo el mundo. No había presentado síntomas al comienzo, pero después notó verrugas en el área genital. La mayoría de los tipos de VPH no presenta síntomas. Algunos tipos de VPH pueden causar verrugas en las partes genitales (pene, escroto, ingle, muslo, vulva, dentro o alrededor de la vagina o el ano y en la cérvix) o en el revestimiento de la boca y la garganta. Por lo tanto el esposo también estaba contaminado, según Mariana posiblemente ella se contaminó con una relación extramarital que había tenido poco antes de quedar embarazada, porque no sabía que esas verrugas en el pene fueran un virus. Su médico le había explicado que el VPH podía conducir a cáncer del cuello uterino, vulva, vagina, pene y ano. Ella estaba optimista porque el último Papanicolaou había salido bien, pero ahora tendría que estar más alerta y después del parto tendría que seguir un tratamiento con seguimiento para asegurar que los cambios anormales del cuello uterino por causa de la infección de VPH, no se convirtieran en cáncer cervical que podía costarle la vida.

El contagio ocurre a través de sexo oral, anal o vaginal, y a través de contacto íntimo con la piel. Es poco común que la madre transmita la infección al niño durante el parto vaginal, por eso el bebé de Mariana no adquirió el virus y además el médico prefirió hacerle una cesárea.

Complicaciones

Las verrugas causadas por algunos tipos de VPH aparecen en los genitales y producen mayor riesgo de cáncer de cuello uterino, vulva, vagina, pene y ano.

Prevención

- Abstinencia sexual.
- Un matrimonio fiel y una relación monógama.
- Prueba de Papanicolaou que se debe realizar con regularidad es importante para detectar cualquier cambio en el cuello uterino.

Aunque no hay cura para el VPH, el sistema inmunológico del cuerpo, con el tiempo, puede destruir la mayoría de las infecciones de carácter leve. La presencia de una infección persistente en el caso de los tipos de VPH de alto riesgo constituye el factor principal del cáncer cervical. Ya que el VPH puede provocar cáncer cervical, es necesario que las mujeres se hagan pruebas de Papanicolaou con regularidad, así como un cuidadoso seguimiento y tratamiento cuando aparezcan los síntomas. La mayoría de las mujeres que contraen cáncer cervical no se hacen pruebas de Papanicolaou con regularidad, algunas por vergüenza, otras por falta de educación e información acerca del tema tan delicado como es el cáncer en sus diferentes formas.

Sida

Sabemos muy bien que el SIDA es una etapa avanzada de la infección por el Virus de lnmunodeficiencia Humana (VIH) - en inglés se llama HIV-. Por eso lo correcto es hablar de la infección VIH-SlDA sabiendo que es un proceso. Este virus deja sin defensas al organismo: concretamente mata las células encargadas de defendernos de las enfermedades. Puede afectar a cualquier persona que no tome medidas de prevención y, por el momento, sigue siendo incurable. La forma más común de trasmisión es por contacto directo con la sangre y las relaciones sexuales.

Científicamente se ha aclarado que los tratos de la vida cotidiana no transmiten el VIH: abrazar, besar, compartir vasos y cubiertos, o intercambiar ropa con una persona infectada; tampoco por compartir el lugar de trabajo o salón de clase, utilizar el mismo baño o pileta que ella; lavarla o dormir en su misma cama. Los insectos no lo transmiten; tampoco el sudor, o las lágrimas de quienes padecen esta infección. En una palabra, querer y apoyar a una persona infectada no trae riesgos; al contrario, tiene efectos positivos en su salud y en quienes le rodean. Como a Henry Tamayo en su angustia de saber que pronto su cuerpo se convertiría en nada y que solo dejaría el recuerdo entre sus amistades y familiares. Siendo empleado del Banco de Ahorros en Salento, Quindío, todos sus compañeros de trabajo sabían que tenía el virus, pero en ningún momento lo discriminaron, porque ellos estaban completamente informados de las características de la enfermedad, lo cual es el primer paso para la prevención del VIH-SIDA.

Henry tuvo un encuentro sexual con una mujer de 25 años cuando él tenía 27. Hermosa dama a quien conoció de casualidad en el único bar del centro del pueblo, donde ella trabajaba haciendo *streptease* y por supuesto con un cuerpo curvilíneo que lo enloqueció cuando ella se fijó en él. Después de frecuentar ese lugar otro par de veces, buscó la forma de contactarse con la *vedette*. Decidieron salir un día fuera de su trabajo, se dirigieron a un motel en las afueras del pueblo, y después de unas copas tuvieron una noche de placer loco donde se entregaron al deleite total sin inhibiciones. No se sabe cuál de los dos estaba más enamorado. Así continuaron las salidas durante ocho meses aproximadamente, hasta cuando apareció el esposo de ella, que se encontraba de viaje por otro país. Se veían a escondidas esporádicamente cada vez que había oportunidad. Trascurrieron cinco años antes de empezar a sentir los primeros síntomas. Henry usaba siempre el preservativo, pero siempre ocurren pequeños incidentes fuera de control, como el olvido o la confianza. Dinora había sido infectada por el esposo, un hacendado que casi nunca se encontraba en el pueblo, pero ella era asintomática en su etapa temprana. Al tiempo que ella paró de trabajar en el bar por problemas de salud, tampoco podía verse con Henry. No se vieron por un tiempo, hasta que supo de la muerte del esposo de ella. Henry empezó a sentirse con una debilidad muy prolongada, fiebre frecuente, ganglios en las axilas, el cuello y las ingles, sudaba mucho en las noches aunque lo atribuía a resfriados. Sentía como indigestión con diarreas, vómitos, hasta que tuvo que visitar el médico y luego de varios exámenes, incluyendo la Prueba de ELISA por segunda vez ya que la primera había salido negativa, se llegó a la conclusión del diagnóstico: SIDA

¿Cómo se transmite?

Las tres formas o vías de transmisión son:

1. A través del intercambio de semen y secreciones vaginales, durante todo tipo de relación sexual bien sea heterosexual u homosexual.

2. Cuando la sangre de una persona infectada por el VIH se pone en contacto con nuestra sangre.

3. Cuando las mujeres infectadas transmiten el virus a su hijo mientras está en el vientre, en el momento del parto, o durante la lactancia.

¿Qué diferencia entre VIH y Sida?

Como ya se dijo, el SIDA es una etapa avanzada de la infección que produce el VIH. Por eso, podemos estar infectados por el VIH -o sea, ser portadores del virus- y, todavía, no haber desarrollado el SIDA. Desde que el virus entra en el cuerpo hasta que aparecen los síntomas pueden pasar muchos años (si se realiza tratamiento temprano, más aún). Justamente, la palabra SIDA significa Síndrome de Inmuno Deficiencia Adquirida. Es decir que uno ha desarrollado el SIDA cuando presenta un conjunto de signos y síntomas (Síndrome) que indican que sus defensas están disminuidas (Inmuno Deficiencia) porque se contrajo el virus (Adquirida).

Cuando Henry tuvo que dejar de trabajar debido a su decaimiento físico y moral, los síntomas no desaparecían y por el contrario empezaron a aparecer las llamadas "enfermedades oportunistas", son las que se desarrollan aprovechando la caída de las defensas. Lo internaron en el hospital principal por la neumonía y una erupción cutánea generalizada en todo su cuerpo. Al poco tiempo le encontraron que tenía también cáncer en el hígado. A ello se le sumaron los efectos directos del virus en el organismo, que incluyen trastornos del sistema nervioso y el aparato digestivo. Estando casi agonizante, la enfermera le comunicó que alguien había enviado mensaje en un sobre pequeño y el hermano mayor se lo leyó:

"Discúlpame Henry por haberte ocultado la verdad, pero solo en tus brazos sentí el verdadero amor. Extrañé que no me hubieras vuelto a

llamar. Escuché por los pasillos tu nombre y desde el cuarto en diagonal, alcancé a verte, cuando te llevaban en la camilla a hacerte un tratamiento. Te reconocí a pesar de todo, no tengo fuerzas de caminar hasta tu cama y me estoy muriendo de SIDA, mi esposo murió de este mismo mal. El destino quiso que me despidiera de ti, pero me voy feliz porque sé que en este viaje, me seguirás a donde voy".

¿Existen portadores sanos?

No existen portadores sanos, se les llama así porque son "portadores asintomáticos" es decir que no presentan aún los síntomas del SIDA pero, son personas que viven con VIH en su organismo. Lo que quiere decir que pueden transmitir el virus, y que después de un tiempo, empezarán a sentir los primeros síntomas y después contraerán la enfermedad. Es muy importante tener presente que hay estudios para saber si uno está infectado, lo que permite tomar medidas para no infectar a otra persona, e iniciar tempranamente los tratamientos.

¿Cómo saber si uno contrajo el virus?

Si creemos haber estado realmente en alguna situación de riesgo, porque mantuvimos relaciones sexuales sin condón con alguien que no sabemos si está infectado, o compartimos una jeringa, o recibimos una transfusión no debidamente controlada y deseamos averiguar si estamos infectados o no, es posible recurrir al centro de salud público más cercano, o a un médico particular, para realizar los estudios correspondientes.

Las primeras pruebas que suelen hacerse (Elisa, Western blot, etc.) sirven para detectar los anticuerpos generados por el organismo para defenderse del VIH. Si hay anticuerpos, hay virus. Hay una primera etapa de la infección, alrededor de tres meses, en que la cantidad de anticuerpos generados por el organismo no es detectable por las pruebas - es el llamado "período ventana"-, por lo que se recomienda, si da negativo, volver a hacerlo tres meses después para confirmar el resultado. No se deben confundir estas pruebas con las de "carga viral", que miden la cantidad de virus presente en la sangre y no se utilizan para el diagnóstico sino para supervisar el tratamiento de los pacientes con VIH o SIDA. Es primordial saber que, por ley, los profesionales médicos o cualquier otra persona que por su ocupación se entere de que alguien es portador del VIH o está enfermo de SIDA, siempre se mantendrá en privado esta información.

¿Es posible tratar la enfermedad?

Existen tratamientos que, aunque no eliminan el virus completamente, parecen detener su multiplicación y a atrasan la destrucción de las células productoras de defensas. Esto hace que aplacen así el comienzo de las enfermedades. En los últimos años, estos tratamientos han progresado mucho logrando una mejor calidad de vida de los pacientes. Sin embargo, dado que su aplicación es muy reciente, no se pueden hacer pronósticos a largo plazo. Las leyes establecen que, en los hospitales públicos, las obras sociales y las prepagas médicas se deben brindar los tratamientos para estos pacientes completamente gratis.

¿Existe una vacuna?

Por desgracia, la investigación referida a la vacuna anti-VIH no avanza con la misma rapidez que la de los tratamientos. Es muy complicado por la cantidad y tipo de pruebas que requiere.

Además, dado que el virus va cambiando (mutando), no se puede afirmar que la vacuna lograda sea en absoluto útil en el momento de su aplicación. La prevención con el uso de condón, relación monógama o la abstinencia son el único instrumento con que contamos para no infectarnos ni infectar a los demás.

Mortalidad

De acuerdo con el reporte correspondiente al año 2007 del programa conjunto de las Naciones Unidas sobre infección por VIH/SIDA (ONUSTOA) y de la Organización Mundial de la Salud (OMS), la prevalencia mundial de infección por VIH en la población adulta ha tendido a estabilizarse siendo de 0,8%, pero el número total de infectados sigue en aumento, debido a la acumulación continua de nuevas infecciones con períodos más prolongados de sobrevida, medidos en una población general en constante crecimiento.

En el año 2010 el número de infectados por VIH en el mundo alcanzó a 43,2 millones, cifra que sustituye la estimación del año 2009 de 49,5 millones. La principal razón que declara esta reducción es la reciente revisión y re-evaluación de las estimaciones correspondientes a la India y cinco países de África sub-sahariana. Un porcentaje de las reducciones se debe a una atenuación en el número de nuevas infecciones, probablemente relacionada a una disminución en las conductas de riesgo. Sin embargo, el número total de personas infectadas con VIH está aumentando, debido a la incesante propagación de la infección por VIH y a la mayor sobrevida de las personas con infección por VIH/SIDA, en una población general de crecimiento constante.

El número estimado de nuevas infecciones por VIH en adultos y niños en América Latina, en el año 2010, fue de 150. 000 lo que eleva a 2,6 millones el número de total de personas infectadas con VIH en esta región. De éstos, alrededor de un tercio residen en Brasil, donde, en un principio, la epidemia se concentraba, principalmente, entre hombres que tenían relaciones sexuales con hombres, para luego también manifestarse entre usuarios de drogas inyectables y, con el tiempo, extenderse a la población en general, entre la que se registra un número creciente de mujeres.

Desde 1981 se celebra el Día Mundial de la Lucha contra el Sida cada 1 de diciembre. Personas de todo el mundo unen esfuerzos para generar una mayor conciencia de lo que supone el VIH/SIDA y mostrar solidaridad internacional ante la pandemia. Este evento brinda a todos los copartícipes, tanto públicos como privados, una de las oportunidades más claras para dar a conocer la situación e impulsar avances en materia de prevención, tratamiento y atención a los afectados en los países con elevada prevalencia y también en el resto del mundo.

Testimonio

Hace unos meses hablábamos de un hombre seropositivo y con leucemia que fue curado de ambas enfermedades gracias a un trasplante de médula ósea. Ahora ese hombre se ha dado a conocer y ha explicado la historia en primera persona.

Timothy Brown es un norteamericano residente en Berlín que necesitaba un trasplante de médula para curar su leucemia, por lo que sus médicos buscaron un donante de médula con una mutación natural resistente al VIH. El VIH utiliza la molécula CCR5 para unirse a las células, así que los que poseen la mutación conocida como CCR5 delta32 son 'inmunes' a una de las cepas más comunes de la enfermedad.

Esto sucedió en 2007 y se habló del caso por primera vez en 2008 pero no ha sido hasta este mismo 2010 que los médicos responsables han dado al paciente por curado de ambas enfermedades. Ahora Timothy Brown ha dado una entrevista y sabemos que sigue teniendo problemas de salud. En este caso se trata de serios problemas neurológicos a consecuencia de la leucemia.

Pese a las esperanzas que nos da conocer este caso, este no es un tratamiento que pueda estandarizarse para curar el VIH. Un tercio de los que se someten a la terapia, muere. Pero el caso de Timothy Brown ha conseguido que varios científicos se hayan puesto a investigar técnicas para crear CCR5 delta32 a través de células madre extraídas de cordones umbilicales.

Timothy Brown ha demostrado que el VIH puede llegar a tener curación, ahora sólo necesitamos encontrar una forma con menos riesgos que el trasplante de médula ósea para hacer llegar la mutación a la sangre de los enfermos, o reducir la mortalidad en los trasplantes de médula. Lo que no será nada fácil.

Teoría disidente de médico colombiano sobre el Sida

Sobre el Sida desde hace unos años, se presentan muchas polémicas y hay un grupo de médicos y científicos que plantean otras teorías que contradicen la teoría oficial que hasta el momento hemos expuesto y que es con la que se trabaja en el mundo. Entre estas teorías hay una del médico colombiano Roberto Giraldo, quien se opone a dicha teoría oficial. Roberto Giraldo ha publicado su investigación en prestigiosas revistas y ediciones universitarias. Extracto al respecto la siguiente información, que debe ser tomada de manera objetiva y sin fanatismos:

"Desde el verano de 1981 cuando se atendieron los primeros casos en los Ángeles California de síndrome de inmunodeficiencia adquirida mejor conocido como SIDA, se han hablado y escrito una infinidad de artículos al respecto, pero lo que es cierto es que hasta el día de hoy la comunidad científica alrededor del mundo continúa buscando erradicar este virus, por tal motivo un grupo de investigadores de distintos países entre los que se encuentran premios nobel de medicina al igual que de otras especialidades científicas, a los que se les se han denominado como los "Disidentes del SIDA", aseguran que es una enfermedad tratable y no mortal. Con motivo del día mundial de la lucha contra el síndrome de inmunodeficiencia adquirida, el periodista Alberto Bravo sostuvo una entrevista vía telefónica

a São Paulo Brasil con el Doctor Roberto A. Giraldo, el cual encabeza este controversial grupo de científicos.

El investigador menciona que existen abundantes hechos científicos que indican como lo que se conoce del virus de la inmunodeficiencia humana o VIH, los cuales no cumplen con los requisitos y las bases principales de la epidemiología, la biología, ni del sentido común para ser la causa del síndrome de inmunodeficiencia adquirida. Él señala que el VIH no es necesario ni suficiente como antecedente del desarrollo de esta enfermedad, así lo constatan miles de casos negativos en una multitud de personas absolutamente sanas y que nunca desarrollan la enfermedad a pesar de ser positivos. Además, señaló, hay muchos individuos que primero desarrollan inmunodeficiencia y sólo después se tornan positivos; lo cual indica que el fenómeno conocido como VIH antes que ser causa es un efecto de la patogénesis misma de la enfermedad.

Aspectos que provocan el Sida

De esta manera el investigador señaló que este padecimiento se origina en tres importantes aspectos como el toxicológico, el cual se presenta en dos categorías que son internas y externas.

El nutricional, ya que desencadena una serie de descompensaciones corporales en lo que respecta a las defensas naturales del cuerpo y por último el aspecto mental del paciente. Con respecto a este último punto, el Doctor Giraldo hizo hincapié, ya que este punto lo considera determinante para que la enfermedad se agrave o presente una mejoría en su salud, en el aspecto del estado de ánimo y las ganas de vivir, elementos importantes que el paciente bajo tratamiento debe considerar.

De esta manera explicó que el Sida no es otra cosa que la acumulación excesiva de tóxicos externos e internos, estresantes químicos, físicos y nutricionales que dependen de la personalidad del individuo para que estos se manifiestan negativamente en su salud.

Detonantes emocionales

Desde el momento en que se dio a conocer la existencia de este mal, el sector homosexual fue el objeto de investigación, ya que un gran porcentaje de los portadores del virus pertenecían a este sector, al respecto opinó el Doctor Giraldo que esto se debe a que la carga emocional negativa y de auto destrucción que poseen debido al constante rechazo social que reciben por su preferencia sexual, ocasiona serios problemas en su actitud, lo cual se refleja en su salud, debilitando su sistema inmunológico, siendo este factor el más frecuentes en los países ricos, como lo es Estados Unidos.

El especialista comentó que en el caso de Sudáfrica las mujeres se contraigan mas de Sida debido a la misma situación emocional, la diferencia radica en el contexto de preocupación, siendo el agente estresante la situación económica por la que pasan estas comunidades.

No existe el Virus del VIH

El aislamiento de los virus es un procedimiento que se efectúa con la finalidad de conocer el agente patógeno que se encuentra en el organismo y con ello encontrar la cura, situación que asegura el Doctor Giraldo, no se ha efectuado del todo en la identificación del virus que genera el Sida, ya que las fotografías y evidencias que se han mostrado hasta el momento por parte de la comunidad científica no son otra cosa que proteínas, ácidos nucleicos y enzimas que presentan una alteración debido a los químicos que se utilizan en el proceso, lo que para él significa que hasta el momento no hay una prueba fehaciente de la existencia de este virus. Explicó que esto sucede debido a que se han tomado muestras de sangre con una alta cantidad de partículas virales, las mismas que son sometidas a un proceso de centrifugado el cual al finalizar es fotografiado mostrando miles de partículas que no tienen que ver con este padecimiento.

Agregó al respecto que en al año de 1997 dos grupos de prominentes investigadores de Francia y Alemania intentaron aislar el virus del VIH para fotografiarlo, por lo que utilizaron los medios convencionales en este procedimiento, intento que fue en vano, ya que no logaron su objetivo.

Las Pruebas convencionales no funcionan

El disidente mencionó que actualmente se aplican tres pruebas para la detección del VIH que son la prueba de ELISA, Western Blot y carga viral, las cuales afirma el doctor Giraldo que no son las adecuadas para la detección de este supuesto virus. De manera que las pruebas supuestamente detectan anticuerpos anti VIH, la "carga viral" o prueba del PCR es una prueba genética por medio de la cual se hacen copias de fragmentos pequeños de ácidos nucleicos que, según se sostiene, pertenecen exclusivamente al VIH. Señaló que estas son las mismas pruebas que se usan para chequear la presencia de toxina en mujeres embarazadas, recién nacidos, niños, y en todas las demás personas, el problema con estas pruebas es que un resultado positivo en ellas no garantiza que la persona esté realmente infectada.

El continente negro se interesa por los disidentes

El médico narró que debido al alto número de infectados en Sudáfrica el presidente de este país Thabo Mbeki supo de las teorías que este grupo de científicos independientes sostenía con respecto al Sida, por lo que en el año 2000 envió una carta al presidente de los Estados Unidos de aquel tiempo, Bill Clinton, con copia al primer ministro del Reino Unido Tony Blair, al igual que para Alemania y Francia. En dicho documento convocaba a los científicos y doctores más prominentes de cada país para debatir con los disidentes, entre los que se encontraba el Doctor Roberto A. Giraldo, esto con la finalidad de platicar sobre esta enfermedad que actualmente continúa asolando la región. Esta reunión internacional fue descrita por el entrevistado como una lucha encarnizada donde los descalificativos e insultos por parte de la comunidad científica fueron parte de los argumentos expuestos por los representantes de los ministerios de salud. Añadió que esta serie de encuentros se hicieron cada vez más frecuentes, siendo en el Parlamento Europeo el foro más importante, debido a que en aquella ocasión los medios de comunicación serían testigos del encuentro, pero debido a la relevancia del tema, ya que afecta una gran cantidad de intereses que van desde lo social hasta lo económico, deciden no darlo a conocer a la opinión pública.

Lupus eritematoso

El lupus es una enfermedad crónica y progresiva, y se refiere a varias formas de una enfermedad del sistema inmunológico que afecta a las articulaciones, piel, riñones, articulaciones, sangre y otras partes del cuerpo. El sistema inmunológico es la defensa natural del cuerpo contra las infecciones, tales como las causadas por bacterias y virus. Cuando se padece de lupus, el sistema inmunológico produce anticuerpos que reaccionan ante los tejidos propios del cuerpo. Por este motivo, se considera al lupus como una enfermedad autoinmune. Se han reconocido cuatro tipos de Lupus:

- Eritematoso sistémico.

- Medicamentoso.
- Cutáneo.
- Neonatal.

Lupus Eritematoso Sistémico

Es la forma más conocida de esta enfermedad (LES), caracterizada por la inflamación que envuelve múltiples órganos del sistema con periodos marcados de exacerbación y remisión. Los síntomas pueden aparecer y desaparecer dando falsas expectativas al paciente. Se puede presentar la inflamación de diversas partes del corazón, dando como dolor de tórax y arritmias.

Lupus Eritematoso Cutáneo o Discoide

Limitado a la piel. La lesión de lupus discoide, puede hasta pasar desapercibida por muchos pacientes, ya que no produce ningún síntoma y sólo son lesiones en forma de disco o circulares en la cara, cuero cabelludo, pabellones auriculares, o en diferentes partes de la piel, de coloración rojo claro o rosáceo hasta color rojo violáceo, de superficie con escamas y con los bordes muy bien definidos como trazados con un lápiz. Estas lesiones mejoran con los medicamentos específicos y ungüentos locales, pero siempre dejan cicatriz y ésta es la diferencia con la forma sistémica, que puede desaparecer totalmente con el tratamiento. Las lesiones de lupus discoide se pueden confundir con otras enfermedades, como la alergia al sol, la rosácea, infecciones por hongos, la sarcoidosis y la dermatomiositis, por lo que la biopsia de esta región sí está indicada. Si no hay un tratamiento, las lesiones progresan y en algunos casos raros después de muchos años, puede cambiar a cáncer de la piel.

El lupus cutáneo subagudo

Es una lesión rojiza escamosa, muy parecida al discoide por lo bien limitada, pero con los bordes levantados, el centro hundido y que no deja cicatriz con el tratamiento. Con frecuencia se confunde con Psoriasis, otra enfermedad de la piel, también de origen auto-inmune. El 70% de estos pacientes son mujeres, 85% de ellas de origen caucásico. La edad más frecuente es a fines de los 30 y principios de los 40 años y en el 10% se presentan complicaciones de órganos internos.

El lupus medicamentoso

Se presenta después de algún tiempo de tomar fármacos recetados para diferentes enfermedades (que no son lupus). Los síntomas de este tipo de lupus son similares a aquellos de la forma sistémica. Los medicamentos relacionados más frecuentemente con este tipo de lupus son la *hidralazina* (empleada para tratar la presión alta o hipertensión arterial) y la *procainamida* (que se usa para el tratamiento de las alteraciones del ritmo cardíaco). El lupus inducido por medicamentos es más común en los hombres, dado que este tipo de fármacos son prescritos más en pacientes del sexo masculino. Los síntomas generalmente van disminuyendo cuando se suspenden estos medicamentos hasta desaparecer. Aunque el lupus secundario a fármacos y el lupus discoide tienen síntomas en común o muy parecidos. Los científicos creen que existe una predisposición genética para la enfermedad, también es conocido que los factores ambientales tienen un papel muy importante en la aparición del padecimiento. Algunos de estos factores ambientales son: infecciones, antibióticos, (especialmente los derivados de las *sulfas* y penicilinas), la luz ultravioleta, el estrés en exceso, algunos medicamentos y hormonas.

Lupus neonatal

Es una enfermedad poco frecuente. Las madres de los pacientes con lupus neonatal pueden tener un lupus eritematoso sistémico activo o el síndrome de Sjogren, o pueden ser asintomáticos. Las lesiones se caracterizan como placas eritematosas, anulares con una tendencia a desarrollarse más en el cuero cabelludo, la cara y región ocular causando a menudo una apariencia de ojos sombreados a lo mapache. Las manifestaciones cutáneas suelen presentarse durante el primer o segundo mes, pero pueden estar presentes en el nacimiento. Las lesiones son transitorias, la solución de la desaparición de autoanticuerpos maternos de la circulación neonatal en aproximadamente 6 meses de edad. La mayor preocupación al realizar el diagnóstico de lupus neonatal es el riesgo de bloqueo cardíaco congénito, lo cual ocurre en el 10% de los pacientes con lupus neonatal. El bloqueo de corazón congénito se puede diagnosticar en el útero y una vez establecida es irreversible.

Las mujeres embarazadas con lupus eritematoso sistémico conocido deben ser sometidas a un seguimiento frecuente de la frecuencia cardíaca fetal y la ecografía semanal en 16-17 semanas de embarazo hasta 26 semanas y luego cada dos semanas hasta las 34 semanas. En cualquier nuevo caso de lupus neonatal, un electrocardiograma se debe realizar para descartar un déficit de la conducción cardíaca (por ejemplo, bloqueo cardíaco) y un ecocardiograma se debe realizar para descartar malformaciones cardíacas o miocardiopatías.

Las anomalías hematológicas pueden ocurrir con lupus neonatal y por lo tanto todos los pacientes deben tener un conteo sanguíneo completo para descartar trombocitopenia, leucopenia, anemia y pancitopenia. Debido a las anomalías hepáticas pueden ocurrir, incluyendo la hepatitis con transaminasas elevadas, los estudios de función hepática también se debe realizar. Debemos estar atentos a estas señales:

Síntomas

Dolor en las articulaciones y músculos, fiebre, inflamación, fatiga, vómito, náuseas, anemia normocítica, dolor torácico, sensibilidad a la luz, ulceraciones mucosas, afecciones renales, psicosis, crisis epilépticas, erupción cutánea en forma de "mariposa" en las mejillas y el puente nasal que afecta a aproximadamente la mitad de las personas con LES. La erupción empeora con la luz solar y puede ser generalizada y ganglios inflamados. Como afecta el sistema nervioso central esto da pie para dolores de cabeza, convulsiones en algunos casos y cambios de conducta. Se desconoce la causa del lupus, excepto la del lupus medicamentoso. Los médicos y científicos se refieren al lupus como una enfermedad autoinmune. Cuando se padece de lupus, el sistema inmunológico no funciona correctamente y produce anticuerpos que reaccionan ante las células, tejidos y órganos del cuerpo dañándolos. Este proceso se conoce como respuesta autoinmune (auto significa a sí mismo).

Diagnóstico

Nos basamos en la combinación de síntomas, también es necesario realizar otros exámenes para evitar confusión con otras enfermedades con síntomas similares. Estos son los exámenes más importantes que se deben realizar antes de dar un diagnóstico definitivo:

- Pruebas analíticas de anticuerpos antinucleares.(AAN)
- Anti-ADN
- Bicatenario
- Anticuerpos antifosfolípidos
- Anticuerpos anti Smith
- Exámenes de sangre para mostrar niveles bajos de glóbulos blancos, hemoglobina y plaquetas

- Examen de laboratorio positivo para anti ADN de doble cadena, anti Sm positivo, o falsas positivas para la sífilis (VDRL).
- Análisis de orina para mostrar sangre, o sedimentos de proteína.

Exámenes del Riñón

Debido a que frecuentemente se desarrollan problemas renales, será necesario realizar un análisis de orina. Si se detectan proteínas, quizás se le pida que recoja la orina de 24 horas para analizarla. Si su médico sospecha que usted sufre de problemas renales, quizás le solicite una biopsia renal, que consiste en extraer y examinar una pequeña muestra de tejido.

Examen cardiaco y Rayos-X

Es probable que su médico le pida una radiografía de tórax o exámenes cardíacos, como un electrocardiograma (ECG) o un eco cardiograma, para determinar si la enfermedad está afectando los pulmones o el corazón.

Diabetes

Los pacientes diabéticos, en numerosas ocasiones, no producen síntomas graves hasta que no ha llegado a los estados más avanzados. Por eso se considera un enemigo silencioso: no llama la atención, pero está ahí escondido. A nosotros los latinos nos afecta la diabetes, más que a otros grupos étnicos. Según la Organización Mundial de la Salud (OMS,) en el mundo hay 220 millones de diabéticos. Se considera que latino América y El Caribe, tiene 19 millones de personas afectadas con diabetes Mellitus. La incidencia está relacionada con la obesidad y no tiene cura, pero es posible prevenirla. En Estados Unidos unos 24 millones de personas sufren de esta terrible enfermedad. El nuevo cálculo incluye las personas que tienen diabetes sin diagnosticar, un grupo que no había sido incluido en los cálculos anteriores, explicó Edward Gregg, director de la oficina del Centro para Control y Prevención de Enfermedades, que maneja epidemiología y estadísticas sobre diabetes.

En la ciudad de New York vive 1 millón de personas diabéticas, en su totalidad latinos, dijo el doctor Eliecer Guzmán. El 10% de los latinos tenemos diabetes. Muchos de nosotros no tenemos seguro y, por lo tanto, no nos hacemos revisiones médicas anuales. No llevamos una dieta adecuada, ni actividad física, ni vigilamos el peso normal, lo cual influye en el desarrollo de la enfermedad. Esto, mezclado con el hecho de que la diabetes es una enfermedad silenciosa, hace que haya una gran cantidad de casos de diabetes que no se han descubierto todavía, la mayoría de ellos en mujeres. Una de cada cuatro mujeres latinas tiene diabetes, hace notar la nutricionista Lucía Kaiserde, de Extensión Cooperativa de la Universidad de California.

Es elemental saber si tienes diabetes antes de quedar embarazada, porque esta enfermedad produce un exceso de azúcar o glucosa en la sangre que puede afectar a la formación del bebé durante las primeras semanas. Por eso es recomendable hacerte una prueba de la diabetes para prepararte para la maternidad. Si ya estás embarazada y sospechas que puedes tener diabetes (mira la lista de síntomas abajo), o hay casos de diabetes en tu familia, es una buena idea pedirle a tu doctor que te haga una prueba de la diabetes lo antes posible. Afortunadamente, hoy en día la diabetes tiene tratamiento, y puedes tener un embarazo normal y un niño sano, aún padeciendo esta enfermedad.

Cuando una persona tiene diabetes sus células no pueden asimilar lo que la persona come. Hay una sustancia que segrega el páncreas que se llama insulina. La insulina es la encargada de hacer que las células puedan "comer" lo que nosotros comemos. Imagínate que las células tienen una pequeña puertecita por donde entra la comida que necesitan todos los días. La insulina sería la llave que abriría esa puerta.

Los alimentos que comemos se van descomponiendo en compuestos más pequeños hasta convertirse en glucosa, que es lo que "comen" nuestras células. La glucosa es un tipo de azúcar, por eso se dice que la diabetes produce "azúcar en la sangre". Cuando la glucosa no puede entrar en las células porque no hay insulina suficiente, o la insulina no funciona correctamente, se queda circulando por la sangre. Ese exceso de azúcar en nuestra sangre suele producir múltiples problemas de salud.

Consecuencias de la diabetes

"No sabía que tenía enemigos silenciosos a mis 72 años, hasta que sentí los efectos reales", dijo en una conversación el señor Carmelo Osorio. Debido al exceso de azúcar en la sangre, empezó a sufrir daños en los ojos, el corazón, en los riñones y en el sistema circulatorio. Tenía problemas de insuficiencia cardiaca, colesterol alto, razón por la cual sus piernas se hincharon tanto que le recomendaron zapatos especiales. Unos meses después de usarlos, se le formó una herida en el talón, que cada vez se hacía más grande y dolorosa. Después de varios tratamientos sin resultados favorables, la infección se extendió hasta necrotizar (pudrir) el área del pie, lo que le causó la primera amputación a la altura de la rodilla. Ocho meses más tarde, la pierna fue amputada en la base de la ingle y al año de esta última cirugía murió. Es bastante común en personas con diabetes avanzada que sucedan todas estas complicaciones, porque es una enfermedad progresiva.

En los niños el problema es muy serio porque tienen una vida por delante y, si no se controla, puede afectar a su calidad de vida en el futuro. Si tienes diabetes, es importante que la controles bien durante el embarazo porque hay estudios que indican que los hijos de madres diabéticas que no tienen la enfermedad controlada, desarrollan una serie de problemas durante su infancia, entre ellos, una mayor tendencia a la obesidad.

Síntomas

La diabetes puede producir muchos síntomas, pero los más comunes se encuentran a continuación. Si piensas que puedes tener diabetes, debes hablar lo antes posible con tu doctor para que te ponga un tratamiento. Cuando vivía en apartamento compartido en San diego California en 2001, la señora Karina de 45 años, compartía conmigo ese espacio. En las noches y durante el día orinaba con mucha frecuencia, porque esa es una forma como el cuerpo intenta librarse de todo ese azúcar en la sangre, a través de la orina. Se levantaba y tomaba agua, porque siempre se quejaba de sed, decía que tenía la sensación de tener la boca seca. Ese es otro mecanismo con el que el organismo trata de eliminar glucosa, porque obliga a la persona a tomar agua y luego producir orina. Había leído acerca de la diabetes porque mi abuela murió de ese problema. Karina trabajaba sólo tres días semanalmente como recepcionista en un hotel. Llegaba en las tardes demasiado cansada y aunque hubiera comido y descansado en el sofá tendida un par de horas, aun seguía cansada sin deseos de hacer nada. Ese cansancio en los diabéticos se debe a que la glucosa de los alimentos que han comido no puede entrar en las células, no tienen energía o "combustible" suficiente para funcionar, de ahí esta sensación de cansancio. Lo mismo que la constante sensación de hambre: sus células se encuentran hambrientas y piden más comida, aunque hayan comido bien, porque a ellas no les está llegando el alimento. Para leer el periódico siempre utilizaba sus lentes. La visión borrosa es otra afección que sufren estas personas debido a la gran cantidad de glucosa en las venas y vasos sanguíneos hacen que la visión se deteriore. La diabetes causa hormigueo en los pies también porque el exceso de azúcar daña los nervios. Por ello es muy importante que se hagan examinar los pies a menudo, porque pueden aparecer heridas que no han sentido y esas lesiones son muy lentas de curar ya que la gran cantidad de glucosa en el organismo reprime las defensas para que estas funcionen normalmente. Karina controlaba muy bien su diabetes con medicamentos y la dieta, pero su salud se malograba cada dia.

El final no se hizo esperar luego de muchas complicaciones y padecimientos.

Tipos de diabetes

Hay varios tipos de diabetes, dependiendo de la edad:

Diabetes tipo 1

También se le llama diabetes juvenil, porque suele surgir antes de los 20 años. En este tipo de diabetes el páncreas no produce insulina. Por motivos que se están todavía investigando, el sistema inmunológico ataca las células del páncreas que producen la insulina y las destruye.

Las personas que padecen este tipo de diabetes tienen que inyectarse insulina toda la vida a diario para poder asimilar los alimentos.

Diabetes tipo 2

Es el tipo más común de diabetes entre los latinos y se produce a consecuencia de la obesidad. En este tipo de diabetes el páncreas no produce suficiente insulina, o bien, las células no la usan de la forma correcta. Para contrarrestar, el páncreas intenta fabricar más insulina. Al cabo de un tiempo, si no hay un tratamiento adecuado, las células del páncreas empiezan a fallar. Las células dañadas, ya no se recuperan. Las personas que padecen la diabetes tipo 2 suelen tener sobrepeso, son sedentarios, o hacen poco ejercicio y suelen tener familiares que también sufren la enfermedad. Se vuelven abúlicos y algunos pasan horas al frente de un televisor comiendo. Esto los lleva a padecer hipertensión y colesterol

Diabetes del embarazo

Sólo se presenta durante el embarazo, por lo que se le llama diabetes gestacional. Lo que ocurre aquí es que las hormonas del embarazo bloquean el funcionamiento de la insulina. Algunas mujeres crean más insulina y compensan este problema temporal si aprenden a nutrirse, pero en otras no es posible, con lo cual la glucosa no puede entrar en las células para que se alimenten. En vez de esto, la glucosa se queda en la sangre y le llega al bebé. Al tener un grado tan alto de azúcar en la sangre, el bebé engorda mucho y esto puede traer problemas a la hora del parto así como para la salud del bebé. La diabetes del embarazo desaparece después del parto, cuando las hormonas vuelven a la normalidad.

Tratamiento para la diabetes

La diabetes no es una enfermedad que desaparece como, por ejemplo, una infección. A través del tratamiento se consigue que la insulina vuelva a funcionar, pero cuando se deja el tratamiento, la enfermedad vuelve a aparecer, de ahí la necesidad de ser constantescon el tratamiento indicado.

El trato para la diabetes tipo 2, la que más padecen los latinos, es a base de una dieta y ejercicio, conducta que pocos tiene voluntad de seguir con juicio. El tratamiento de la diabetes del embarazo es el mismo que para la diabetes del tipo 2: Se comen cantidades pequeñas de alimentos, que no sean muy dulces, para que entren más lentamente en la corriente sanguínea y a la insulina le dé tiempo a procesarlos. El ejercicio como caminar, bailar y aeróbicos también ayuda a consumir el exceso de azúcar. En ocasiones es necesario usar insulina porque no hay respuesta a la dieta y al ejercicio. En la diabetes del tipo 1 es necesario el uso de insulina porque no existe tratamiento: dieta balanceada apropiada para diabéticos y ejercicio moderado. En algunos casos es necesario recurrir a la insulina.

Diálisis

En los casos de insuficiencia renal intrínseca se realizan terapias de sostén y se indica diálisis con el objetivo de regularizar el volumen extracelular y la concentración de electrolitos y controlar la hiperpotasemia (elevado nivel de potasio en la sangre) y la acidosis metabólica.

Terminando la diálisis, el paciente quiere dormir y descansar.
Algunos investigadores sugieren que la hipotensión (presión baja) producida durante la diálisis intermitente puede perpetuar el daño renal y prolongar el tiempo de reparación de las células tubulares, lo cual puede aumentar la morbilidad y la mortalidad. En algunos estudios se sugirió que la terapia de reemplazo renal continuo ofrece el beneficio de controlar la ultrafiltración con una importante disminución en la frecuencia y la duración de los episodios de hipotensión. Según los autores, este tipo de tratamiento debería ser utilizado en pacientes inestables y con

tendencia a la hipotensión. La selección de las membranas de diálisis también puede resultar de importancia en los sujetos con Infección Respiratoria aguda (IRA). Las membranas de celulosa pueden activar el complemento y producir la movilización de leucocitos. En algunos estudios se detectó que la utilización de membranas biocompatibles en los pacientes con IRA se asocia con mejor evolución, incluyendo la disminución de la incidencia de infección en comparación con las membranas de celulosa. Además, se hace referencia a un estudio en el que los sujetos dializados con membranas biocompatibles presentaron sobrevida más prolongada y recuperación de la función renal.

Consumo de proteínas y calorías

El mantenimiento del equilibrio de electrolitos y líquidos es fundamental en estos pacientes, y también lo es que el aporte de calorías y proteínas sea el adecuado. El catabolismo proteico puede ser de entre 200 y 250 gramos por día en los pacientes con IRA, pero resulta especialmente elevado en aquellos con shock, sepsis o rabdomiólisis. El aumento de la degradación de proteínas puede acelerar la tasa de aumento en la concentración de potasio, del ión hidrógeno y del fósforo. Además, el equilibrio nitrogenado negativo puede llevar a la desnutrición con alteración de la función inmunológica y aumento del riesgo de morbilidad y mortalidad. Los pacientes necesitan una terapia nutricional intensiva desde etapas tempranas de la enfermedad, y en algunos casos se requiere de la total alimentación parenteral.

Fibrosis quística

Diana Varela al nacer fue diagnosticada con fibrosis quística pulmonar, el médico le pronosticó sólo de 20 a 22 años de vida. Sus padres son españoles y se trasladaron a Estados Unidos buscando un mejor tratamiento para su hija. Empezó a caminar cuando tenía dos años. Sin embargo, con los tratamientos administrados, ha podido llegar a los 35 años en la actualidad y continúa en su lucha. Dianita ha recibido los antimucolíticos permitiéndole respirar mejor, antibióticos en aerosol, para combatir infecciones pulmonares, y drenaje manual de las vías respiratorias para desprender las mucosidades. Este drenaje consiste en dar palmaditas en la espalda dos veces en el día, algunos ejercicios fisioterapéuticos, también las enzimas pancreáticas para ayudarle a que las comidas se absorban más fáciles y se pone un chaleco vibrador algunas veces. Pudo llevar una vida casi normal con el apoyo de la familia, estudió, aunque su vida social es muy limitada. Hoy en día existen muchísimos casos de personas afectadas por Fibrosis Quística como Diana, pero gracias a los antibióticos y manejo nutricional se ha logrado un notable aumento de la sobrevida de estos enfermos. El promedio de vida se ha aumentado de menos de 1 año en 1940 a más de 29 años en la actualidad con mejores tratamientos. Algunas personas con FQ llegan a vivir más allá de los cuarenta y cincuenta años.

Es una enfermedad genética, por lo tanto no se puede prevenir. Afecta principalmente los pulmones y el sistema digestivo provocando la acumulación de mucosidad espesa y pegajosa. Esta mucosidad se acumula en las vías respiratorias de los pulmones y en el páncreas, el órgano que ayuda a descomponer y absorber los alimentos. Este depósito de mucosidad pegajosa ocasiona infecciones pulmonares potencialmente mortales y serios problemas digestivos. Los pacientes se hacen más vulnerables a tener infecciones pulmones frecuentes, confundidas fácil con neumonía o bronquitis. Esta enfermedad también puede afectar las glándulas sudoríparas y el aparato reproductor masculino. La concentración excesiva de sal en el sudor son las manifestaciones clínicas más prominentes de la Fibrosis Quística. Es el tipo de enfermedad pulmonar crónica más común en niños y adultos jóvenes, y puede ocasionar la muerte prematura. Es la enfermedad genética letal más común entre la población blanca, en los Estados Unidos, descendientes de europeos del centro y el norte. El gene de la Fibrosis Quística se identificó a mediados de la década de los 80 y desde entonces se ha venido trabajando en la posibilidad del manejo genético de la enfermedad.

La mayoría de la morbilidad y mortalidad de la Fibrosis Quística es producida por la enfermedad pulmonar que es de carácter progresivo. La infección bronquial se produce por el defecto en el movimiento de las cilias, lo cual lleva a inflamación, hipersecreción de moco, obstrucción bronquial, infecciones recurrentes, deterioro en el intercambio de gases con hipoxemia, deterioro gradual de la función pulmonar, daño de la pared bronquial, bronquiectasias e hipertensión pulmonar. Posteriormente vienen la falla respiratoria y la muerte.

El síntoma más frecuente de estos enfermos es la tos crónica, pero pueden encontrarse sinusitis crónica, asma y pólipos nasales. Las exacerbaciones se caracterizan por el aumento de tos y de las expectoraciones purulentas, con frecuencia con estrías de sangre, pérdida de apetito y peso, sibilancias (silbidos) y fiebre. A medida que la enfermedad progresa hay aumento en la disnea. Ocasionalmente los síntomas no respiratorios como infertilidad, azzospermia, obstrucción intestinal, cirrosis biliar, intususcepción o pancreatitis idiopática en adultos.

Fisiopatología

La enfermedad se transmite genéticamente en forma autosómica recesiva, lo que quiere decir que deben estar presentes dos copias de un gen anormal para que se desarrolle la enfermedad o el rasgo. Uno de cada 3.500 bebés nacen con esta enfermedad, afecta a más de 30.000 hombres y mujeres, aunque los tratamientos alivian los síntomas, estas personas posiblemente no llegarán a más de 40 a 45 años de edad. La principal causa de morbilidad y mortalidad en esta enfermedad es la complicación respiratoria secundaria a la infección pulmonar por pseudomona aeruginosa y otras cepas de pseudomona que llevan a la formación de bronquitis, bronquiolitis y bronquiectasias.

Síntomas generales

- Ausencia de deposiciones durante las primeras 24 a 48 horas de vida. (En los niños)
- Heces pálidas o color arcilla y con olor fétido o heces flotantes. También heces grasosas.
- Posiblemente los pacientes tendrán la piel salada.
- Infecciones respiratorias recurrentes, como neumonía o sinusitis.
- Tos o sibilancias (aire ruidoso al respirar)
- Pérdida de peso o ausencia de aumento de peso normal en la niñez.
- Diarrea.
- Retraso en el crecimiento y fatiga.
- Fiebre y a veces infiltrados nuevos en las radiografías del tórax.

Diagnóstico

Un diagnóstico temprano es fundamental para que los tratamientos adecuados se desarrollen lo antes posible. Está demostrada la relación directa entre un diagnóstico temprano y una calidad de vida mejor en los enfermos. La forma ideal para la detección de la enfermedad en los recién nacidos es la realización de un cribado neonatal, un sencillo análisis de sangre que puede indicar la posibilidad de una fibrosis quística. Desgraciadamente, este sistema no está implantado por todas las administraciones sanitarias, principalmente por los costos y la posibilidad de falsos positivos.

Si síntomas descritos se manifiestan en un niño, es aconsejable realizar un test de sudor. Este test es la base fundamental del diagnóstico de la fibrosis quística. Se trata de un análisis de unas gotas del sudor del paciente, recogidas en una máquina especial, que determina la concentración de iones en el mismo. En los casos de resultados positivos en el test de sudor, el paso siguiente es un estudio genético que concluya la mutación concreta y verifique el diagnóstico. El análisis genético no sólo se ha de realizar al paciente afectado, sino también a sus padres y hermanos.   Las radiografías del tórax clásicamente demuestran bronquiectasias con marcas intertisciales y reticulares, atrapamiento de aire y adenopatías hiliares. En ocasiones se encuentran imágenes de nódulos pulmonares que representan impactaciones de moco en áreas bronquíticas. En los adultos debe hacerse diagnóstico diferencial con Sacoidosis, Linfoma, Micosis, Tuberculosis, Síndrome de disquinesia ciliar, Deficiencia de inmunoglobulinas, Aspergilosis broncopulmonar alérgica y Granuloma eosinófilo.

Tratamiento

La terapia de la Fibrosis quística consiste en:

Antibióticos: Por vía oral, intravenosos son en el momento de la droga de elección para el manejo de las exacerbaciones, y deben utilizarse de acuerdo con los resultados de los cultivos de esputo.

Corticoides: La respuesta hiperinmune de los pacientes con Fibrosis Quística parece contribuir al daño pulmonar, por lo que la acción anti-inflamatoria de los *corticosteroides* puede ser benéfica. Sin embargo, la cantidad de estudios aleatorios o controlados es escasa y no es posible en el momento recomendarlos como tratamiento convencional rutinario.

Terapia física del tórax: Ejercicio de fisioterapia para aumentar la capacidad de los pulmones, precedidos de la inhalación de distintos medicamentos para la fluidificación de la mucosidad.

Enzimas pancreáticas: En cada comida, administradas por vía oral en forma de cápsulas.

En los casos en los que se desarrolla diabetes, debe seguirse el tratamiento propio de esta enfermedad.

Complementos calóricos, además de una dieta adecuada y vitaminas. Bebidas isotónicas para prevenir deshidrataciones. Es aconsejable la realización de algún ejercicio físico que ayude a mejorar la capacidad pulmonar. En los casos de degeneración irreversible y grave de la capacidad pulmonar, el trasplante de pulmón es la única vía de solución posible. La constancia y la disciplina en el tratamiento temprano han demostrado la mejor calidad y esperanza de vida.

En la actualidad, se recomienda esteroides en adultos con Fibrosis Quística que desarrollen Aspergilosis broncopulmonar alérgica, niños con severa bronquiolitis o pacientes con obstrucción bronquial severa que no responda con broncodilatadores. Los pacientes con espasmo bronquial inducido por el ejercicio se benefician de ciclos cortos o bajas dosis continuas de esteroides para aumentar el efecto terapéutico de los broncodilatadores inhalados.

Prognosis

La mayoría de los niños con fibrosis quística son bastante saludables hasta que llegan a la adolescencia o la adultez. Pueden participar en la mayoría de las actividades y deben ser capaces de asistir a la escuela. Muchos adultos jóvenes con fibrosis quística terminan la universidad o encuentran empleo.

La enfermedad pulmonar finalmente empeora al punto en que la persona queda incapacitada. La muerte generalmente es causada por complicaciones pulmonares.

Enfermedad Cardiaca

Quizá una de las enfermedades más comunes y más graves.

Accidente cardiovascular (ACV)

Esta es la enfermedad circulatoria neurológica que presenta con mayor frecuencia consecuencias discapacitantes o mortales, si bien se pueden hacer muchísimas cosas para evitarlas.

Don Ramón Benavides, 60 años, de nacionalidad panameña, habitante de Los Ángeles, California, sabía lo que era un infarto de miocardio, pero no lo que era un infarto de cerebro (derrame cerebral). La última vez que vio al médico le fue dicho que sus triglicéridos estaban altos, estaba obeso y llevaba una vida bastante sedentaria donde pasaba horas y horas al frente de un televisor y comiendo. Estaba últimamente demasiado estresado por la pérdida de su esposa, en esa misma semana, lo despidieron del trabajo y su única hija resultó embarazada. Tomaba, queriendo buscar un escape a la realidad que le rodeaba. Estaba sentado viendo su programa favorito el domingo en la tarde, cuando sintió un dolor de cabeza muy fuerte, se levantó a servirse un vaso de agua, pero empezó a ver borroso, tropezó en la mesa de centro y su brazo, pierna y parte de su rostro en su parte derecha se empezaron a entumecer.

Perdió el equilibrio y cayó. Su hija que estaba en la habitación al escuchar el golpe, corrió a ver y lo encontró inconsciente. Llamó al número de emergencia y fue llevado inmediatamente al hospital. Allí fue diagnosticado de Accidente Cardio Vascular. Cuando despertó sabía que algo malo le había ocurrido y sólo el rostro de su hija le dio aliento para aferrarse a la vida, a pesar de las circunstancias, era la única persona que estaba al lado de él. No se le entendía lo que hablaba, su voz era ininteligible. Fue tratado y dado de alta al mes, pero fue remitido a un centro de rehabilitación donde estuvo 10 meses, al cabo de ese tiempo se recuperó en un 75% y regresó a su casa. Pudo volver a caminar con bastón, volvió a hablar aunque no tan claro como antes, pero no perdió ninguna de sus facultades mentales. El tuvo suerte porque fue llevado muy a tiempo al hospital y por que fue leve ese derrame cerebral.

Pero no tuvo el mismo destino Ofelia Montoya de Peláez, en Ulloa Valle, madre de seis hijos. Era 1974, y en esa pequeña población, después de salir de la escuela entraba yo todas las tardes a tomar agua de panela con limón, y a escuchar las novelas por radio con Mardoris. Doña Ofelia, siempre tan activa a sus 43 años, estaba realizando sus labores cotidianas como toda ama de casa. Ignoraba que había sufrido un leve derrame sin consecuencias aparentes antes de lo que sobrevino.

Quizá ella confundió esos síntomas con neuralgia atribuida a la presión alta que sufría. Al levantarse notó cierta asimetría en su cara después de haber pasado toda la noche con dolor de cabeza y desasosiego. Pero al año completo de lo sucedido, estando en la cocina conversando con una vecina, doña Ofelia cayó sin sentido y se despertó en una sala del hospital local, rodeada de cinco enfermeras y dos médicos. Miró y escuchó decir: "Ahora empieza otra vida para ella, se salvó menos mal."

Sin mayores complicaciones fue llevada a su hogar nuevamente cuando sus signos vitales estaban estables, pero seguía paralizada en todo su cuerpo y apenas podía mover parcialmente la mano izquierda y pronunciar monosílabos; su mente estaba bien y se daba cuenta de todo lo que sucedía. Después de haber caído en cama, fui a visitarla 15 años después, aun me reconoció, apreté su mano y me sonrió. Dormía y comía bien, su familia le proveía los mejores cuidados en la casa y no tuvo problemas de la piel. Cada semana iba una enfermera a inspeccionar su estado y el médico cada mes. Doña Ofelia vivió así 23 años, con buena calidad de vida, aunque murió después a consecuencia de un una peritonitis.

Muchas veces el infarto de miocardio o de corazón es motivo de consulta urgente en todas partes y la mayoría de la gente sabe de qué se trata. La isquemia y el infarto de cerebro son menos conocidos. La isquemia se produce en cualquier parte del organismo, incluido el cerebro, cuando falta la circulación y el oxígeno no llega. La arteria cerebral se tapa y la manifestación más común es que falla el funcionamiento de la parte del cuerpo que depende de esa arteria cerebral.

El cerebro está organizado como un mapa, de manera tal que si falla la circulación en una zona determinada, eso se va a expresar con la falla de una función específica vinculada con una parte del cuerpo. Lo que conocemos todos es la hemiplejia, que se produce cuando se tapa una de las grandes arterias cerebrales. Son afecciones que pueden ser transitorias, con recuperación y hasta pueden ser revertidas, por lo que el paciente debe hacer una consulta rápidamente, ya que una vez instalada es más difícil de vencer.

Grupos de riesgo

Existe gente con mayor predisposición a tener estos accidentes vasculares, algo que ocurre también en el infarto de miocardio. Hay factores llamados de riesgo que producen esas enfermedades, que son muy conocidos, como la hipertensión arterial, el tabaquismo, el alcoholismo, el alto colesterol, el antecedente de haber tenido problemas cardiacos o cerebrales, el estrés, el agotamiento, algunas otras enfermedades como problemas de sueño, obesidad y diabetes.

Esos riesgos se pueden evitar, aunque el factor hereditario incida. Hay familias enteras que presentan inclinación a ese tipo de problemas, por eso tienen que cuidarse más que otras personas, porque conllevan una carga genética que hace que sean más propensos.

Cuando se produce un accidente cerebro vascular es poco lo que se puede hacer para destapar la circulación en ese momento. Es posible realizar un tratamiento de rehabilitación para que la persona recupere su función, pero no se descarta que queden secuelas.

Sin embargo lo más importante en ese caso es la prevención por medio del control de los factores de riesgo. Los ACV son mucho más frecuentes en gente de 40 a 45 años, lo mismo que ocurre con los infartos de miocardio. Obviamente existen excepciones, pero resulta mucho más frecuente a esa edad por el depósito de colesterol y plaquetas en las arterias, por la cadena de eventos o problemas que se van sucediendo a lo largo de los años y eso lleva a que las arterias se tapen. Otra cosa distinta son los accidentes cerebro vasculares isquémicos o infartos cerebrales que se producen en gente joven, a veces por patologías de corazón, que generan remolinos y provocan coágulos que salen disparados, impactan en el cerebro y lo dejan sin circulación.

Prevención

El medicamento principal a la hora de hablar de prevención es la aspirina, que no es difícil de conseguir ni costosa, y que es muy tolerada y que previene un gran porcentaje de esos cuadros, casi todos mantenemos un frasco en la casa.

El principal factor que se tiene que producir para que ocurra un infarto cerebral es que las arterias del cuello y las cerebrales acumulen colesterol y eso hace que se produzca rugosidad en las arterias y que se endurezcan. Ante eso, las plaquetas que son parte de la coagulación fundamental y actúan para defendernos del sangrado, se depositan en esos pozos o rugosidades haciendo que se deposite más colesterol y, en consecuencia, también más plaquetas. Así se forman las placas de colesterol que finalmente pueden tapar la arteria y producir el infarto cerebral.

Mediante el control del colesterol, si lo tuvieras alto, con una aspirina o ajo crudo se consigue disminuir la acción de las plaquetas y cortar en gran parte el circuito del estrechamiento de las arterias. Aunque siempre hay que mirar la fecha de vencimiento, de lo contrario te intoxicas con un medicamento vencido. Por supuesto que si una persona es hipertensa o fumadora y no se cuida, los riesgos serán mayores. La aspirina colabora bastante para prevenir infartos de miocardio y de cerebro. Cumple un rol importante en el control de la salud. No obstante, no está probado que sea útil para todo el mundo, pero sí para quienes padecen estas patologías: diabetes, hipertensión, colesterol, y obesidad.

Demás está decir que la decisión de empezar con la aspirina o no conviene que la determine un médico, por las contraindicaciones del medicamento. La aspirina es fundamental. En algunas situaciones muy especiales, se puede recurrir a los anticoagulantes.

Las arterias del cerebro son más difíciles de tratar que las del corazón; no se pueden encarar de la misma manera y tampoco cambiarlas. En el cerebro es imposible introducir un catéter como en el cuello. Hay un tratamiento de recanalización que se usa en el momento preciso en que se está tapando la arteria, y que puede realizarse en las primeras horas una vez ocluida la arteria, pero es muy difícil que el paciente consulte justo en el momento en que se está tapando la arteria del cerebro.
Una vez pasadas las tres horas, esa arteria no se puede destapar y es irreversible.

Factor estrés

El estrés, por su parte, resulta un factor muy importante en la producción de infartos de cerebro y miocardio. Es bastante común que una persona con los factores de riesgo, con tendencia hereditaria, desencadene un accidente cerebro vascular en el contexto de una situación de estrés. Constituye una situación difícil de controlar y afecta la calidad de vida en general, sobre todo en las grandes ciudades donde el contacto interhumano se hace muy difícil y hasta conflictivo.

Puede pasar muchas veces inadvertido. Hay gente muy sensible, con poca tolerancia al estrés, que desarrolla síntomas relacionados como pequeña sudoración, mareos, impotencia sexual, a veces puede ser una hipertensión arterial o una gastritis; depende de cuál sea la manifestación habitual que tenga esa persona. El médico tiene que conversar mucho con el paciente para saber si está estresado, indagar lo que está pasando, si los síntomas son transitorios, si no hay otras causas que le produzcan estrés. Muchas veces los especialistas llegan a la conclusión de que alguien padece estrés por medio de un interrogatorio dirigido y con tiempo suficiente para realizarlo. El estrés es un campo más específico de la psiquiatría que de la neurología, pero lo que queda claro es que un cuadro prolongado puede llegar a la depresión y a los ataques de pánico.

Algunos pacientes requieren medicina antidepresiva. Existen medicamentos nuevos que son antidepresivos de última generación, muy tolerados, muy efectivos para las crisis de ataque de pánico que suelen venir luego del estrés prolongado.

Insuficiencia cardiaca

La expresión insuficiencia cardiaca es alarmante, pero no quiere decir que el corazón haya dejado de funcionar de repente. Lo que significa es que el corazón tiene débil sus músculos para bombear la sangre rica en oxígeno a las células del organismo. Debido a este problema, el flujo sanguíneo no es suficiente para suplir las necesidades del cuerpo, lo que causa retención de fluidos dando como resultado edematosis.

La insuficiencia cardiaca es generalmente un proceso lento que empeora con el tiempo. Puede ser leve o severa y es posible no tener síntomas durante muchos años. Esta lenta manifestación y progresión de la insuficiencia cardiaca se debe a los esfuerzos del corazón por compensar su debilitamiento gradual. Lo hace aumentando de tamaño y esforzándose por bombear más rápidamente para que circule más sangre por el cuerpo.

¿Quiénes tienen un mayor riesgo de insuficiencia cardiaca y cuáles son sus causas?

Las causas son casi exactamente las mismas que para otras enfermedades relacionadas con el corazón y la circulación de la sangre: ataque al corazón y problema de válvulas, infecciones severas, presión arterial alta, pulso irregular, abuso de drogas, y alcoholismo, lo mismo que el cigarrillo.

Millones de personas en todo el mundo, principalmente personas mayores, sufren de insuficiencia cardiaca, y el número sigue aumentando, registrándose alrededor de 40.000.000 de casos nuevos cada año. Esto se debe al hecho de que, en la actualidad, la gente vive más y sobrevive a otros problemas médicos, tales como los ataques cardiacos, que aumentan el riesgo de padecer insuficiencia cardiaca. Las personas que sufren de otros tipos de enfermedades cardiovasculares también tienen un mayor riesgo de insuficiencia cardiaca, y todo se complica.

Síntomas

Los síntomas permiten determinar qué lado del corazón no funciona adecuadamente.

Si el lado izquierdo del corazón no funciona bien (insuficiencia cardiaca izquierda), se acumulan sangre y mucosidades en los pulmones. El paciente pierde fácilmente el aliento, se siente muy cansado y tiene tos (especialmente de noche). En algunos casos, los pacientes expulsan un esputo sanguinolento al toser.

Y si el lado derecho del corazón no funciona bien (insuficiencia cardíaca derecha), se acumula líquido en las venas porque la sangre circula más lentamente. Los pies, las piernas y los tobillos comienzan a hincharse. Esta hinchazón se denomina edema. A veces el edema puede extenderse a los pulmones, el hígado y el estómago. Debido a la acumulación de líquido, el paciente tiene la necesidad de orinar con mayor frecuencia, especialmente de noche. La acumulación de líquido además afecta a los riñones, reduciendo su capacidad para eliminar sal (sodio) y agua, lo cual puede dar lugar a una insuficiencia renal. Cuando se trata la insuficiencia cardiaca, los riñones generalmente vuelven a funcionar normal.

La insuficiencia cardiaca congestiva (ICC) se presenta cuando el débil bombeo del corazón causa una acumulación de líquido llamada congestión en los pulmones y otros tejidos del cuerpo. A veces los términos insuficiencia cardiaca e insuficiencia cardiaca congestiva se usan como si fueran sinónimos, pero la insuficiencia cardiaca congestiva es en realidad un tipo específico de insuficiencia cardiaca.

A medida que la insuficiencia cardiaca empeora, el corazón se debilita y comienzan a manifestarse los síntomas. Además de los que se mencionan más arriba, la insuficiencia cardiaca puede causar los siguientes síntomas:

—Dificultad para respirar o permanecer acostado, porque se pierde fácilmente el aliento.
—Cansancio, debilidad e incapacidad para hacer ejercicio o realizar actividades físicas.
—Aumento de peso debido al exceso de líquido.
—Dolor en el pecho.
—Falta de apetito o indigestión.
—Venas hinchadas en el cuello.
—Piel fría y húmeda.
—Pulso rápido o irregular.
—Agitación, confusión, falta de concentración y problemas de la memoria.

Diagnóstico

La mayoría de los médicos pueden hacer un diagnóstico provisional de la insuficiencia cardiaca basándose en la presencia de edema y la falta de aliento. Con un estetoscopio, el médico puede auscultar el pecho para tratar de detectar los estertores crepitantes que indican la presencia de líquido en los pulmones, el sonido característico de válvulas defectuosas (soplo cardíaco) o la presencia de latidos muy rápidos. Dando sobre el pecho ligeros golpes con los dedos (percusión), el médico puede determinar si hay líquido acumulado. Una radiografía de tórax puede mostrar si el corazón está agrandado y si hay líquido. Puede realizarse una electrocardiografía (ECG) para detectar latidos irregulares (arritmia) y esfuerzo cardíaco. La electrocardiografía también puede indicar si el paciente ha sufrido un ataque al corazón.

Puede realizarse una ecocardiografía para evaluar el funcionamiento de las válvulas, el movimiento de la pared cardiaca y el tamaño del corazón. Otras técnicas imagenológicas, tales como la ventriculografía nuclear y la angiografía, permiten confirmar el diagnóstico y determinar la gravedad de la enfermedad cardiaca.

¿Cómo se trata la insuficiencia cardíaca?

Existen diversos tratamientos que ayudan a reducir el esfuerzo del corazón, entre ellos, los cambios en el estilo de vida, los medicamentos, las intervenciones transcatéter y la cirugía.

Cambios en el estilo de vida

- Si fuma, deje de hacerlo.
- Aprenda a controlar la presión sanguínea, los niveles de colesterol y la diabetes.
- Siga una dieta moderada, baja en calorías, grasas saturadas y sal.
- No excederse en el consumo de bebidas alcohólicas.
- Limite su consumo de líquidos.
- Pésese todos los días para poder detectar una acumulación de líquido.
- Comience un programa de ejercicios aeróbicos aprobado por el médico o haga media hora de ejercicio diario.
- Realícese un estudio de detección de la apnea obstructiva del sueño (AOS), si sospecha que la padece. En los pacientes con insuficiencia cardíaca, la AOS puede agravar la enfermedad debido al esfuerzo al que se ve expuesto el corazón durante el sueño.

Medicamentos

Los estudios demuestran que los medicamentos también ayudan a mejorar el funcionamiento del corazón, permitiendo al paciente hacer ejercicio y disfrutar de otras actividades físicas más fácilmente. Los siguientes medicamentos se administran comúnmente a pacientes con insuficiencia cardíaca:

Diuréticos, para eliminar el exceso de líquido. Los **Inotrópicos** para aumentar el bombeo del corazón. **Los Vasodilatadores** sirven para abrir los vasos sanguíneos estrechos. **Bloqueantes cálcicos, betabloqueantes** que han demostrado ser poderosos para aumentar la capacidad de hacer ejercicio y mejoran los síntomas con el tiempo. **Inhibidores** para mantener los vasos sanguíneos dilatados y reducir la presión y los **receptores de la angiotensina** II para el mismo efecto anterior.

Intervenciones percutáneas

Angioplastia: Un procedimiento utilizado para abrir las arterias estrechadas por acumulaciones de placa grasa. Se realiza en un laboratorio de cateterización cardiaca. Los médicos emplean un tubo largo y delgado denominado "catéter" que lleva un pequeño globo (o balón) en la punta, el cual se infla en el lugar de la obstrucción de la arteria para comprimir la placa grasa contra la pared arterial.

Injerto del Stent: El stent es una malla metálica de forma tubular que se implanta en la zona de la arteria obstruida por placa. El stent, montado sobre un catéter que tiene un globo en la punta, se introduce por la arteria y se ubica en el lugar de la obstrucción. A continuación, se infla el globo, lo cual abre el stent. Luego se retira el catéter con el globo desinflado, dejando el stent en su lugar. El stent abierto mantiene abierta la arteria e impide que ésta se contraiga.

Tratamiento con fármacos inotrópicos: Aumenta la capacidad de bombeo del corazón. El medicamento se administra a través de un pequeño catéter que se coloca directamente en una arteria.

Procedimientos quirúrgicos

—Reparación o reemplazo de válvula cardíaca
—Implantes de marcapasos
—Bypass coronario
—Dispositivos de asistencia mecánica
—Trasplante de corazón

La mejor manera de prevenir la insuficiencia cardiaca es practicar hábitos de vida sana que reduzcan las probabilidades de padecer una enfermedad del corazón. También es importante averiguar si uno tiene algún factor de riesgo que contribuya a la insuficiencia cardiaca, tal como hipertensión arterial o enfermedad arterial coronaria. Muchos pacientes con insuficiencia cardiaca pueden ser tratados con éxito, generalmente con una intervención coronaria percutánea, si siguen las instrucciones del médico.

Infarto

Es un evento inesperado, que constituye una verdadera emergencia, y se debe a la obstrucción total de alguna de las arterias coronarias o sus ramas (las arterias coronarias son las que llevan la sangre al músculo cardiaco). Esto clínicamente se traduce en un dolor precordial, de mayor duración e intensidad que una angina de pecho, además de acompañarse de sudoración fría, náuseas y vómitos.

Si no se actúa inmediatamente, el territorio del miocardio que no es irrigado, puede sufrir necrosis (muerte del tejido por falta de irrigación) lo que impedirá un buen funcionamiento del músculo cardiaco, si no se ha producido la muerte.

Cardiopatía isquémica

La angina de pecho constituye una de las tres manifestaciones fundamentales de la cardiopatía isquémica, junto con el infarto del miocardio y la muerte súbita. Este término se utiliza cuando se refiere a la angina de pecho estable o inestable, o infarto de miocardio, en otras palabras la cardiopatía isquémica se clasifica en estos tres estadios. Se llama también **enfermedad coronaria**, y es la imposibilidad de las arterias coronarias o de algunas de sus ramas para llevar oxigeno a un determinado territorio del músculo cardiaco, lo que determina una dificultad en el funcionamiento de éste.

Este es el testimonio de una paciente que pudo salvar su vida cuando se dejó llevar al médico a tiempo.

Doña Gilma Zapata de Envigado comenzó a sentirse muy cansada cuando caminaba trayectos cortos, cansancio que se trasformaban en angina de pecho. Al llegar de la iglesia que quedaba a cinco minutos de su casa, subía 15 escalones para llegar al segundo piso de su vivienda, al abrir la puerta, se sentaba en el primer sofá de su sala y casi no podía respirar, sentía mareos, con seguridad que no le estaba llegando suficiente oxígeno al cerebro, luego la acompañaba el dolor de cabeza. Esta fatiga la sentía al menor esfuerzo al realizar sus labores cotidianas y lo atribuía al cansancio físico por la edad, pero solo tenía 69 años. Sufrió un desmayo en la iglesia y se dio cuenta de que algo no estaba funcionando bien en su cuerpo. Gracias a su nieta Mónica que la alertó, siguió el consejo de visitar el médico. Le expresó todos sus síntomas y le hicieron los exámenes correspondientes. Luego de leer el electrocardiograma, el médico la remitió a la unidad cardiovascular para un caterización y ver el grado de obstrucción antes de que se produjera un infarto. Luego fue programada para cirugía, tres días después de haber suspendido el ácido *acetilsalicílico*, para evitar una hemorragia. Después de siete horas de intervención quirúrgica en la que le abrieron el pecho, y con un trozo de la vena de su pierna derecha, el cirujano hizo un puente para reemplazar la parte obstruida de la arteria, salvándole así la vida. La trasladaron a la unidad de cuidados intensivos (UCI) donde se recuperó y despertó horas después acompañada de su familia, sintiendo que había nacido nuevamente y agradecida con Dios y la ciencia, porque nuevamente podía ver la luz. Tres meses después contrajo matrimonio por segunda vez, con don Fabio Vera. Hoy vive feliz sin ninguna complicación y con un buen esposo que la acompaña a todos lados, porque como ella misma me dijo, no hay edad para el amor.

Síndrome coronario agudo

Es una nueva clasificación de la cardiopatía isquémica, se usa cuando se refiere a una angina inestable y a un infarto agudo del miocardio. Los dos son episodios urgentes que hay que resolver de inmediato.

¿Cuáles son los factores relacionados con un infarto agudo del miocardio?

Son los mismos relacionados con la angina de pecho:

—El tabaco.
—Alteraciones en el colesterol y triglicéridos (Dislipemia)
—Hipertensión arterial.
—Diabetes Mellitus
—Obesidad
—La historia familiar de cardiopatía isquémica.

Síntomas sospechosos

Se sospechan factores de riesgo cuando se presenta dolor precordial tipo opresivo, de irradiación al miembro superior izquierdo o cuello, de gran intensidad, y mayor duración que una angina de pecho (no cede con el reposo); acompañado de sudoración intensa, náuseas y vómitos.

Aunque a veces la síntomatología clínica puede ser atípica; el dolor no es típico, o inclusive no hay dolor (frecuente en personas diabéticas); y no hay acompañamiento de sudoraciones, náuseas o vómitos.

Primeros auxilios

—Llamar inmediatamente a urgencias, que imagino debes disponer en tu ciudad, para que en una ambulancia sea trasladado hacia un centro de salud más cercano.

—Calmar al paciente, y si el paciente ya ha tenido episodios de dolor anteriores que fueron catalogados como angina de pecho, darle un pastilla de ácido *acetilsalisílico* de 100 a 300 mg (puede ser una aspirina infantil); y una pastilla de nitroglicerina u cualquier otro nitrato sublingual (*cafinitrina, isorbide, uniket,*) para aliviar el dolor.
—Acostar al paciente en total reposo mientras viene la ayuda.
—Si el paciente entra en paro cardiaco, iniciar maniobras de reanimación cardiopulmonar (RCP), y sobre todo, conservar la calma usted mismo.

Tratamiento para el infarto de miocardio

Más importante que el tratamiento es la prevención, así que fíjense en los factores de riesgo que puedas evitar. En el hospital, el tratamiento consiste en:

—La administración de Oxígeno a 2 ó 4 litros por minuto.
—Reposo absoluto.
—Calmar el dolor, inicialmente con nitroglicerina, y si no cede, con morfina (1-4mg EV) (siempre y cuando la frecuencia cardiaca no sea menor de 60 latidos por minuto).
—El uso de sedantes.
—El uso de laxantes para evitar el estreñimiento y esfuerzo que pueda derivar de ello.
—Uso de AAS (Aspirina) a razón de 160-325 mg

—Y lo más importante: la terapia de reperfusión que desde que se inventó ha dado mucho éxitos en el tratamiento, siempre y cuando esta se haga entre las 3 a 6 horas después de haberse iniciado el infarto.

Tener en cuenta

El infarto puede avisar días previos si sientes como una angina de pecho o sus equivalentes o puede no avisar, de ahí la importancia de los chequeos, de las pruebas ergométricas de esfuerzo, del control del colesterol y de la hipertensión arterial, de la glucemia, del perímetro abdominal y la importancia de prevenir todos los factores de riesgo.

Cuando se produce un infarto, la persona siente en general un gran dolor en el pecho, tipo opresivo, o en la espalda o en la mandíbula o en el brazo izquierdo generalmente, pero un síntoma que acompaña casi siempre es la sudoración fría y palidez. Frente a la sospecha de un infarto, se debe mantener tranquilo, y buscar ayuda inmediata. Lo más importante para prevenirlo es practicar un estilo de vida saludable: comer sanamente, controlar el estrés y hacer ejercicio. Cada persona debería anualmente hacerse un control médico, y si tuviera una enfermedad asociada (Diabetes, hipertensión arterial, obesidad, etc) hacerse control estricto de ella.

Trombosis

El trombo es una masa que se forma en el interior del aparato circulatorio y está constituida por la sangre del paciente, específicamente por los elementos sólidos de la sangre. En un individuo vivo la sangre puede coagularse pero afuera del aparato circulatorio por ejemplo, la sangre que pasa al peritoneo, a la pleura o al pericardio. Ahí la sangre coagula y no es un trombo, porque está fuera del aparato cardiovascular.

¿Qué la ocasiona?

Las alteraciones del flujo sanguíneo son factores que intervienen para la formación de un trombo, y estas alteraciones pueden deberse a calma excesiva en cama (pacientes post operados). Además en la intervención quirúrgica ha habido una estimulación de los factores de coagulación por la rotura de vasos, la sutura, una serie de intervenciones que involucran al aparato vascular. No es raro que un individuo se opere de una hernia inguinal, y en el momento que se le da de alta y empieza a moverse más de lo que se ha movido en los días anteriores presente una embolia fulminante ocasionándole la muerte. Mi abuela fue operada del páncreas y según los médicos la cirugía fue todo un éxito y fue dada de alta. Estaba tomándose una deliciosa sopa de pollo, mi tía fue a buscarle el jugo a la cocina y cuando regresó, se había quedado como dormida, dedujimos que le dio un paro cardiaco por una embolia, porque la sopa de pollo no pudo haberla matado.

La tercera causa que influye son los componentes de la sangre. Cuando la sangre es más densa disminuyen los líquidos y aumentan los elementos figurados. Puede haber una hemoconcentración o una policitemia real (trastorno de la médula ósea que ocasiona demasiada producción de glóbulos blancos, glóbulos rojos y plaquetas). Los sitios de formación de trombo son en el corazón, arterias, venas y capilares, por lo que la trombosis puede formarse en cualquier parte del aparato circulatorio.

Otras patologías que pueden provocar una trombosis son aquellas que presentan flujos en torbellinos, como las estrecheces valvulares, de tal modo que hay una lentitud del flujo de salida y por tanto formación de coágulos (trombos).

En cuanto a los líquidos extraños que entran al aparato circulatorio y pueden provocar una embolia, estos pueden ser fundamentalmente el líquido amniótico que ingresa a la circulación materna al producirse desprendimiento de la placenta, y rotura de las venas uterinas y/o del cérvix constituyendo en una embolia amniótica, ésta dependiendo de la cuantía puede ser fatal.

También en las fracturas múltiples, la médula ósea adiposa de los huesos que es semilíquida puede entrar a la circulación y embolizar hacia el pulmón o cerebro. Por eso una fractura de cadera en un adulto mayor puede causarle la muerte una semana después, si no se atiende con el médico inmediatamente. Un coágulo puede viajar a través del torrente sanguíneo y causarle el fallecimiento.

Tratamientos y recomendaciones

El tratamiento es inhibir la cascada de coagulación y disolver los trombos. Se utilizan productos enzimáticos que sean capaces de disolver la malla de fibrina y plaquetas, para recuperar la permeabilidad de ese vaso. Y si esa recuperación de la permeabilidad ocurre antes de las 6 horas de instalado el trombo, se puede evitar la necrosis de ese territorio. Para eso hay que hacer un diagnóstico precoz y trasladar al paciente al sitio adecuado, dentro de las primeras 6 horas si es posible.

Complicaciones

Dependen mucho del tipo de circulación ya que si es en un sitio terminal, lo más probable es que el territorio que se ocluyó el tejido muera por la isquemia (sufrimiento celular causado por la disminución transitoria o permanente del riego sanguíneo). En cambio, en un territorio con anastomosis suficientes puede ser que no ocurra nada, ya que la circulación del territorio apagado es rápidamente tomada por la colateral.

Aneurisma

Es la distensión permanente de una arteria, provocada por una debilidad de sus paredes, que ocurre generalmente en el encéfalo y la aorta, sin descartar otros grandes vasos. Esta zona distendida de la arteria puede originar una hemorragia y una falta de irrigación a los tejidos que se encuentren más allá de la lesión. En ocasiones, el aneurisma se hincha tanto que ejerce presión sobre órganos, nervios u otros vasos sanguíneos cercanos, dañándolos.

¿Cómo se origina el aneurisma?

Puede deberse a defectos congénitos en la capa muscular de la arteria que, al ser sometida a presión sanguínea, da lugar a un globo (aneurisma saculado). Este tipo de aneurismas suele presentarse en las arterias del encéfalo. En otros casos, la capa muscular se va degenerando progresivamente por aterosclerosis y se agrava por hipertensión arterial. Generalmente los aneurismas formados por esta causa presentan forma de huso y se extienden en un pequeño recorrido de la arteria. La elevada presión arterial puede provocar la separación de las capas de la arteria, haciendo que la sangre circule entre ellas y generando así un aneurisma disecante.

Síntomas del aneurisma

Dependen del tipo, tamaño y la ubicación. Los situados en la base del encéfalo son asintomáticos y sólo provocan síntomas cuando revientan, que puede variar según la ubicación desde dolor de cabeza intenso y repentino, problemas en la visión e incluso pérdida de la conciencia. Un aneurisma en la aorta torácica provoca dolor en la zona, ronquera, dificultades para tragar y tos.

Un aneurisma disecante en la misma zona se manifiesta con un dolor muy fuerte que puede confundirse con un infarto. Si el aneurisma está localizado en la aorta abdominal, puede presentar dolor abdominal y hasta podría llegar a notarse un bulto de naturaleza pulsátil. Si por su ubicación ejerce presión sobre los huesos de la columna, puede provocar fuertes dolores en la espalda. El mayor riesgo de los aneurismas es que originen una hemorragia que colapse el sistema circulatorio, como ocurriría en el caso del estallido de un aneurisma aórtico, que suele ser mortal.

Tratamientos y recomendaciones

Los aneurismas de la aorta abdominal pueden detectarse por ecografías o radiografías y, según la profundidad de su localización, pueden evidenciarse como una masa pulsátil. Con técnicas de diagnóstico por imágenes se pueden detectar aneurismas en la aorta torácica (en especial mediante un procedimiento llamado aortografía, en el que se inyecta un material de contraste que permite ubicar el contorno del aneurisma).

Una vez ubicado el aneurisma, el procedimiento habitual es la cirugía y consiste principalmente en pinzarlo en su base teniendo como principal objetivo prevenir la hemorragia. En algunos aneurismas cerebrales puede introducirse una sustancia coagulante mediante un catéter para detener la hemorragia. Los aneurismas abdominales constituyen un problema menos grave que los torácicos, y solamente se operan si son muy grandes o si están creciendo.

También se manejan fármacos para prevenir la recurrencia de hemorragias, con los antifibrinolíticos.

Aterosclerosis

La aterosclerosis es la acumulación de depósitos adiposos llamados placa en el interior de las paredes de las arterias. A medida que se acumula la placa en la arteria, ésta se estrecha gradualmente y después se obstruye. Conforme más y más se estrecha una arteria, menos sangre puede pasar. La arteria también puede volverse menos elástica (a esto se le denomina "endurecimiento de las arterias.") La aterosclerosis es la causa principal del grupo de enfermedades denominadas enfermedades cardiovasculares —enfermedades del corazón y los vasos sanguíneos. La aterosclerosis puede provocar obstrucciones en las arterias en cualquier parte del cuerpo. Cuando se ven afectadas las arterias del corazón, podría ocurrir una *angina* (dolor en el pecho) o ataque cardiaco. Si se afectan las arterias de la pierna, podría ocurrir entonces dolor en ella. La aterosclerosis de las arterias del cerebro puede ocasionar un derrame cerebral. Ésta es una enfermedad común en todo el mundo hoy por hoy por el estilo de alimentación rápida y alta en grasas. Con frecuencia comienza en la niñez y a través de los años pueden estrecharse o bloquearse las arterias. La aterosclerosis afecta esencialmente la calidad de vida, como ya lo hemos visto.

¿Qué es la placa?

La placa es una combinación de colesterol, otras sustancias adiposas (de grasa), calcio y componentes de la sangre que se adhiere al interior de las paredes de las arterias. Una coraza, o cicatriz dura, cubre la placa. Esta placa tiene varios tamaños y formas. Algunas placas son frágiles y pueden romperse o reventarse. Cuando sucede esto, se forman coágulos de sangre dentro de las arterias. Si el coágulo obstruye la arteria en su totalidad, el flujo sanguíneo se detendrá por completo. Esto es lo que sucede en la mayoría de los ataques cardiacos y derrames cerebrales.

¿Qué ocasiona que se forme placa en las arterias?

Se desconocen las causas exactas de la aterosclerosis, aunque sabemos los factores de riesgo. Demasiado colesterol en la sangre, daños e inflamación de las paredes de las arterias parecen jugar papeles importantes en la acumulación de placa. Un ejemplo muy claro es el tubo del lavaplatos, con el tiempo se atasca, ¿por qué? La grasa que se lava de los utensilios, se va acumulando hasta obstruir, la sal rompe el tubo y se forman los reventones; más claro y lógico no puede estar. Los investigadores están estudiando por qué y cómo se dañan las arterias, cómo se forma y modifica la placa a través de los años, y por qué puede romperse y provocar la formación de coágulos de sangre. Podría haber otros factores que pudieran resultar significativos como causantes de la aterosclerosis.

¿Se puede prevenir o revertir la aterosclerosis?

Sí. Una de las maneras más importantes de tener arterias más saludables es hacer cambios en el estilo de vida. Si fuma, deje de hacerlo. Si el estrés es un problema, encuentre maneras de reducirlo o controlarlo Siga una dieta saludable y combínela con actividad física regular, pierda peso si tiene sobrepeso. Si tiene hipertensión sanguínea, colesterol elevado en la sangre o diabetes, siga su plan de tratamiento. No diga mañana empiezo, es ya. De lo contrario usted esta eligiendo morir así. Después no le pida al médico que haga milagros. Usted no puede hacer nada con respecto a sus genes, género o edad, pero puede adoptar buenos hábitos para cuidarse. Si tiene el nivel de colesterol elevado en la sangre o hipertensión sanguínea, es posible que necesite medicamentos para reducirlos. Si tiene diabetes, siga su plan de tratamiento.

Hipertensión arterial

Llamada "El asesino silencioso" y es como el tiempo, todos hablan de él, pero nadie hace nada al respecto. Es llamada así porque no presenta síntomas al comienzo.

Cuando su corazón late, bombea sangre hacia sus arterias y crea presión en ellas. Dicha presión es la que consigue que la sangre circule por todo el cuerpo. Cada vez que le toman la tensión le dan dos cifras. La primera de ellas registra la presión sistólica (aquella que se produce en las arterias cuando late el corazón) y la segunda, la presión diastólica (aquella que se registra cuando el corazón descansa entre latidos). Si la presión sube por encima del límite normal --que se podría cifrar en 140/90 en los adultos-- se produce lo que denominamos hipertensión arterial Se trata de una enfermedad muy común en todo el mundo que afecta a más del 20 por ciento de los adultos entre 40 y 65 años y casi al 50 por ciento e las personas de más de 65 años. Pero en cambio si tiene una presión de 90/60 o menos usted está entonces hipotenso y es igual de peligroso que tenerla alta. Una presión que llegue a bajar a 60/40 puede provocar un infarto, daño en el riñón y cerebro con síntomas similares a los de la hipertensión: mareos, sudoración, visión borrosa, depresión, falta de concentración y sudoración. Puede ser causada por medicamentos tomados en dosis excesivas, problemas neurológicos o endocrinos. Algunas personas piensan que mientras más baja mejor, pero podría tratarse de un problema solapado. Es normal en personas que practican diariamente deportes y que hacen mucho ejercicio. El tratamiento dependerá de la causa que produce la baja de presión. La presión baja puede deberse a dietas prolongadas para bajar de peso y deficientes en calorías, baja en proteínas, ausencia de vitamina C o casi todas las vitaminas B, falta de sodio, hemorragia interna en el tracto gastrointestinal, riñón o colon, bajo nivel de azúcar en la sangre, funcionamiento inadecuado de la tiroides, problemas emocionales (prolongada desilusión o frustración), algunos medicamentos como los antidepresivos y diuréticos.

Regresando a la hipertensión, decimos que uno de sus mayores peligros es que se trata de un enemigo silencioso. Usted puede tener la tensión arterial elevada y no mostrar síntomas. De ahí la importancia de la prevención. Si no controla su tensión arterial, ésta puede afectar al funcionamiento de su corazón, cerebro y riñones. No olvide que la hipertensión es un factor de riesgo cardiovascular y que aumenta el peligro de derrame cerebral. Por eso conocer mejor qué es la hipertensión arterial y controlarla es la mejor forma de prevenir y moderar sus consecuencias. Tenga en cuenta que, aunque los investigadores no han encontrado causas específicas de la hipertensión, sí han determinado algunos factores de riesgo que hacen que usted pueda ser más propenso a padecerla: obesidad, consumo elevado de sal, alcohol, tabaco, falta de ejercicio y estrés son algunos de ellos. Tenga en cuenta que si posee antecedentes familiares de hipertensión ha de aumentar la vigilancia sobre su tensión. Por eso es fundamental que se realice controles periódicos y, de padecer hipertensión, combine el tratamiento prescrito por su médico con una dieta más saludable, controle el estrés y haga ejercicio físico. Conozca sus riesgos y reduzca los factores que pueda controlar.

Prevención

Aunque la hipertensión arterial no puede ser definitivamente curada, existe una serie de hábitos de vida que, unidos a la acción de los medicamentos antihipertensivos, pueden llegar a controlarla de forma sustancial y evitar así sus consecuencias. A continuación le damos una serie de consejos de gran utilidad para la prevención de la hipertensión y su control:

—Todo adulto de más de 40 años debe vigilar periódicamente su tensión arterial. Más aún, si sus padres o abuelos han sido hipertensos.
—Muchos hipertensos han normalizado su tensión arterial al lograr su peso ideal. Evite la obesidad.
—Si su vida es sedentaria y físicamente poco activa, descubra el placer del ejercicio físico regular y, si es posible, al aire libre. Pero recuerde que siempre debe adaptarlo a sus posibilidades reales: no haga físicamente más de lo que puede.
—Disminuya el nivel de sal en la preparación de sus comidas.
—Reduzca al mínimo las grasas animales de su dieta y hágala rica en verduras, ingiera diariamente dos o tres dientes de ajo crudo, finamente picados, coma legumbres, fruta y fibra.
—No fume y evite los ambientes contaminados por humo de tabaco.
—Modere el consumo de bebidas alcohólicas. No tome más de uno o dos vasos de vino al día y, a lo sumo, una bebida alcohólica a la semana.
—No ingiera en exceso bebidas excitantes como el café, el té, etc. Siga fielmente el tratamiento prescrito por su médico y no lo interrumpa sin su conocimiento. Observe los posibles efectos secundarios atribuibles a los fármacos y coménteselos a su médico.
—Recuerde que la hipertensión es un poderoso factor de riesgo cardiovascular que se potencia cuando se asocia a colesterol elevado, diabetes o ácido úrico. Procure controlar, además de sus niveles de tensión, estos otros factores de riesgo citados. Algunos medicamentos para controlar la hipertensión arterial tienen efectos colaterales tales como: tos, piernas hinchadas, problemas de la visión. Los diuréticos *tiazídicos* que pueden llevar a la persona a orinar con frecuencia pueden hacerle perder potasio, por lo que se recomienda el consumo de plátano y naranja para recuperar el potasio perdido. Los *tiazidas* pueden aumentar el colesterol en el organismo. Los betabloqueantes

provocan en algunos pacientes disfunción eréctil y falta de deseo sexual.

Consejos prácticos

Coenzima Q10 (CoQ10) (50 mg dos veces al día durante al menos diez semanas) Omega3, 2 cápsulas diarias, ajo crudo en las comidas o en comprimidos, 2mg de sal en los alimentos (una pizca) y 30 minutos de ejercicio en las mañanas, dieta baja en grasa, sal y azúcar. Esta es la fórmula más sencilla de bajar y controlar la hipertensión para pacientes que rehúsen tomar medicamentos recetados por un profesional. Si tiene la presión muy baja, duerma con la cabeza un poco alta, incorpore algo de sal en los alimentos, realice ejercicios aritméticos mentales y busque emociones fuertes que le hagan reaccionar para elevarle un poco su presión, puede ser hasta un fuerte abrazo o besar. Si por causa de sus medicamentos su libido ha bajado, puede tratar algunas plantas que pueden ayudarle, como la Damiana en gotas (20 gotas) bajo la lengua, dos veces al día. La Maca que es un producto peruano, ha resultado muy efectivo en varios.

Y lo más importante, la **Maca** combate la infertilidad y la Impotencia Sexual, es decir, normaliza la actividad sexual (mejora las relaciones de pareja). Ayuda a mejorar la Fertilidad y el Ciclo Menstrual. Pues, la Frigidez y la Infertilidad, que aflige a la mujer desaparece. Así como la Impotencia Sexual en el Hombre. La **Maca** que contiene bastante Calcio y Potasio, como Hierro, Silicio, Fósforo, es muy recomendable para evitar la Osteoporosis. La **Maca**, contiene Sustancias Naturales que estimulan la Pituitaria y el Hipótalamo. Glándulas muy importantes porque vigorizan los Ovarios, Adrenales, Testículos, Tiroides, y también fortalece el Páncreas, mejorando su funcionamiento y por ende nuestra salud. Normaliza la producción de Hormonas en forma normal.

156

Enfermedad Neurológica

Antes de empezar a hablar de las enfermedades neurológicas, quiero poner el ejemplo de superación de un hombre que es un verdadero genio. Se trata de Stepehn William Hawking del Reino Unido, nacido en 1942 y actualmente tiene setenta años. Físico teórico y matemático graduado de University College de Oxford. El centro de su interés científico es la relatividad general, particularmente en la física de los agujeros negros. A comienzos de la década de los sesenta empezó a sufrir los primeros síntomas de esclerosis lateral amiotrófica, una enfermedad degenerativa. Con traqueotomía, imposibilitado en sus movientos musculares, está en silla de ruedas controlada por una computadora, con leves movimientos de ojos y de cabeza puede seleccionar frases en su sintetizador de voz. Se puede decir que es el sucesor de Albert Einstein. Se ha casado dos veces, la primera esposa decía que él es ateo y que sin embargo menciona a Dios en los libros con propósito comercial.

Las enfermedades neurológicas son aquellas en las que se produce una lesión o una disfunción del sistema nervioso, ya sea central o periférico. Los neurólogos, muchas veces, tienen pacientes con padecimientos en las cuales se pueden detectar lesiones en el sistema nervioso central, como las vasculares del cerebro, en las cuales hay una disfunción de los neurotransmisores como el mal de Parkinson. Pero tal vez, una de las patologías de mayor prominencia sea la vascular cerebral, también conocida como enfermedad circulatoria del cerebro o accidente cerebrovascular (ACV), antes mal llamada ateroesclerosis cerebral.

Avances en neurología

Se han presentado avances fabulosos en la neurología en general, en cuanto a diagnósticos y tratamiento. Cada día conocemos más sobre el Parkinson, sobre enfermedades autoinmunes, enfermedades no hereditarias o adquiridas por

157

exceso de defensas en la persona, como la esclerosis múltiple. Es importante destacar que no existe curación. El avance más que nada se dio en el diagnóstico de la esclerosis múltiple, y actualmente es mucho más sencillo.

Los razonamientos internacionales de la esclerosis múltiple han cambiado considerablemente, lo mismo que el tratamiento para evitar la recaída de la enfermedad, que antes no existía. Gran parte de los pacientes tiene recaídas que pueden dejar secuelas y hasta incapacitar al individuo. En los últimos años se ha descubierto que hay medicamentos para prevenir cuadros críticos, evitando o disminuyendo las recaídas, aunque la enfermedad no tenga cura. La esclerosis múltiple es muy amplia en su aspecto, hay que preguntar qué tipo se padece para establecer el tratamiento y cómo controlarla. Ha cambiado muchísimo el panorama.

Alzheimer

El neurólogo Elois Alzheimer en el año 1906 notó cambios en el cerebro de una paciente que había muerto de una rara enfermedad mental. La paciente de cincuenta años, antes había mostrado síntomas de pérdida de la memoria, problemas de lenguaje y comportamiento impredecible. Cuando la mujer murió fue entonces cuando el Dr. Alzheimer reportó el caso públicamente y a partir de ese momento se le llamó mal de Alzheimer a esta enfermedad, tomando el apellido del neurólogo. El Dr. examinó su cerebro y descubrió unas masas raras (llamadas placas amiloideas formadas en parte diferente a los ovillos) y bultos retorcidos de fibra (ovillos o nudos neurofibrilares los cuales se empiezan a formar en la parte profunda del cerebro. Estas placas y ovillos en el cerebro son dos características principales de esta enfermedad. A medida que crecen las placas y los ovillos en el cerebro, las neuronas buenas empiezan a ser menos eficaces en su funcionamiento, pierden la capacidad de comunicarse entre sí y finalmente mueren. El proceso perjudicial se propaga a una zona llamada Hipocampo, esencial para la formación de los recuerdos.

La tercera característica es la pérdida de las conexiones entre las células nerviosas (las neuronas) y el cerebro. Aunque se desconoce en qué momento empieza el Alzheimer, es sabido que el daño en el cerebro empieza 10 o 20 años antes de que sean evidentes los síntomas. La forma más común ocurre en personas mayores de 65 años, pero de forma prematura puede empezar en pacientes entre los 40 y 60 años de edad. La enfermedad empieza con una leve pérdida de memoria.

Es posible que muchos de nosotros hayamos ya empezado con la enfermedad, pero tampoco hay que confundirnos si presentamos síntomas parecidos, porque como explicaremos más adelante hay otros problemas mentales que pueden estar afectándonos.

Roberto sabe que su abuela tiene Alzheimer desde hace 4 años, pero es obvio que la enfermedad empezó mucho antes. No es fácil detectarla en sus comienzos y los síntomas pueden pasar desapercibidos. Roberto pensaba que eran olvidos propios por la edad o porque siempre fue olvidadiza: "Mi abuela dejó de cocinar, pensé que se había vuelto perezosa, porque compraba la comida hecha, pero en realidad cuando dejó de cocinar fue porque ya no sabía cómo hacerlo", dice.

Los especialistas llaman signo *centinela* a la pérdida de memoria, y es el indicador del comienzo de la enfermedad. "Sabía bien que los olvidos de mi abuela no eran normales, porque aumentaron al punto de no poder tener recuerdos recientes. Una vez le di el número del médico al que ella acostumbraba llamar para pedir citas y mientras cogió la taza de café y se tomó un sorbo, olvidó que debía hacer la llamada. Se le dificultaba encontrar la palabra adecuada en una conversación. Esto le provocaba angustia y para que las amigas no notaran el problema, permanecía en la casa y mejor no salía", relata

Roberto. A medida que la enfermedad avanza, el paciente tiene un vocabulario lleno de palabras pero con menos contenido semántico, uno empieza a notar que no comunica lo que realmente quiere, comentan los especialistas.

Con el tiempo, la pérdida de la memoria se agudiza y el paciente sufre una regresión gradual que le impide la coordinación de los movimientos. Por eso no puede, ni siquiera, desarrollar actividades sencillas como peinarse, vestirse o bañarse.

La persona empieza a tener dificultades en el comportamiento gnóstico espacial. En términos sinceros: cuando uno maneja un auto conoce la distancia y se adapta a los espacios que el vehículo le ofrece. Cuando se inicia la enfermedad el conductor comienza a morder cordones o a chocarse. Pierde esa facultad inconsciente de relacionar el yo y lo que lo rodea. Es como volver a ser muy niños.

Enfermedad leve

Cuando la enfermedad va avanzando, la pérdida de la memoria continúa y surgen cambios en otras capacidades cognitivas. Los problemas pueden incluir perderse en el barrio, dificultad para manejar el dinero y pagar las cuentas; se repiten las mismas preguntas, se toma más tiempo para completar las tareas diarias normales y hay juicio deficiente, pequeños cambios en el estado de ánimo y en la personalidad. Las personas frecuentemente son diagnosticadas durante esta etapa.

Enfermedad moderada

En esta etapa, el daño ocurre en las áreas del cerebro que controlan el lenguaje, el razonamiento, el procesamiento sensorial y el pensamiento consciente. La pérdida de la memoria y la confusión aumentan, y las personas empiezan a tener problemas para reconocer a familiares y amigos o los confunden. Tal vez no puedan aprender cosas nuevas, llevar a cabo tareas que incluyen múltiples pasos (cocinar, lavar o vestirse) o frente a situaciones nuevas. Es posible que tengan alucinaciones, delirio, depresión y paranoia, y quizás se comporten impulsivamente algunas veces, siendo agresivos o eufóricos.

Enfermedad severa

Cuando la enfermedad llega a la etapa final, las placas y ovillos se han extendido por todo el cerebro y los tejidos del cerebro se han encogido considerablemente. La persona enferma llega a un estado de indefensión y anulación mental casi absolutos. No se tiene conciencia ni de sí mismo, no hay recuerdos, no hay capacidad para llevar una vida más allá del instante en que se encuentra, como un robot, como un ente. Es uno de los estados más tristes al que puede llegar un ser humano, como dejar de ser quien se es permaneciendo aparentemente vivo.

La causa exacta es desconocida hasta el momento, aunque hay agentes que se podrían considerar: factores genéticos, ambientales y estilo de vida. Una dieta nutritiva, la actividad física y la participación en situaciones y relaciones sociales y en actividades mentalmente estimulantes pueden ayudar a las personas a permanecer sanas. La inactividad, estrés y la falta de estar alimentando el cerebro con nuevos conocimientos a través de la lectura y de estar informado en el contorno de la vida por otros medios. No creo que sea saludable para ningún ser humano estar con la rutina de ver televisión todo el día viendo novelas poco educativas, etc. Pero los científicos están investigando las conexiones entre la declinación cognitiva y ciertas condiciones vasculares y metabólicas tales como las enfermedades cardiacas, los accidentes cerebrovasculares (derrames cerebrales), la presión arterial alta, la diabetes y la obesidad.

Cuidados

Las personas que padecen de una enfermedad de Alzheimer severa no pueden comunicarse y dependen completamente de otros para su cuidado. La persona encargada de cuidar a un paciente con esta enfermedad, debe aprender cómo tratarlo. Durante el día el paciente puede tomar breves descansos después de las comidas, para que pueda dormir en la noche. Debe ser evaluado periódicamente para vigilar su sistema respiratorio, gastrointestinal y circulatorio. Signos vitales deben ser tomados cada día. Pueden presentarse complicaciones de anorexia, disfagia (dificultad para ingerir) e incontinencia. El enfermo debe ser llevado al baño antes y después de cada comida y cada dos horas. La piel debe ser monitoreada y especialmente cuidada para evitar cerca del final que la persona quizás pase en cama la mayor parte o todo el tiempo a media que el cuerpo va dejando de funcionar. La muerte sobreviene por complicaciones de inmovilidad. El paciente puede durar de diez a quince años.

Diagnóstico

Se basa fundamentalmente en interrogar al paciente sobre su salud general, sus problemas médicos previos y su capacidad para realizar actividades diarias, y sobre cambios en el comportamiento y en la personalidad.

Se hacen pruebas relacionadas con la memoria, la capacidad de resolver problemas, prestar atención y contar, y a las habilidades de lenguaje.

El médico hace pruebas, tales como pruebas de sangre, orina y fluido espinal. Además, se efectúan gamagrafías del cerebro, tales como la tomografía computarizada (TAC o CT en inglés), o las imágenes por resonancia magnética (IRM o MRI en inglés).

Las visitas al Dr. se harán periódicas para comparar las respuestas del paciente en una primera visita y así, valorar el estado de la memoria. No existe una cura para el Alzheimer, pero hay cuatro medicamentos aprobados por la Administración de Drogas y Alimentos de los Estados Unidos para tratar la enfermedad de grado leve a moderado, y se pueden usar para la severa también, aunque con menos resultados. Pueden ayudar a mantener las habilidades relacionadas con el pensamiento, la memoria y el habla, y ayudar con ciertos problemas del comportamiento. Sin embargo, estas drogas no cambian el proceso subyacente de la enfermedad y es posible que solamente ayuden desde unos pocos meses a unos pocos años.

Es el 60% causante de la demencia en los adultos mayores. Es un mal progresivo e irreversible. No hay forma de prevenir, pero hay factores que pueden ayudar, como mantener la mente activa, porque he visto pacientes que tienen 90 años y más y recuerdan todo, tienen buena agilidad mental. Les he preguntado a personas de 80 años en adelante, y todos coinciden en que han leído mucho, les gusta viajar, son curiosos y activos intelectualmente.

Parkinson

El mal de Parkinson es una enfermedad del sistema nervioso central, la segunda enfermedad neuro degenerativa crónica más común y también la de más desorden del movimiento. No es en sí una enfermedad fatal, pero empeora con el tiempo. La esperanza de vida para una persona que la padece es la misma que para una que no la padece, si no tiene complicaciones. Caracterizada por una progresiva pérdida del control muscular, la cual lleva a un temblor en las extremidades y en la cabeza mientras está en reposo, rigidez, lentitud y problemas de equilibrio, el progreso de la enfermedad de Parkinson y el grado de deterioro varía de individuo a individuo. Muchas personas con enfermedad de Parkinson sostienen vidas largas y productivas, mientras que otros se incapacitan mucho más rápidamente. La muerte prematura es generalmente debido a complicaciones como lesiones relacionadas con caídas o neumonía.

Diagnóstico

La enfermedad se diagnostica a través de la historia clínica y un examen neorológico. También hay un sistema usado habitualmente para describir cómo evolucionan los síntomas de la enfermedad: es la escala de Hoehn y Yahr. Otra escala usada comúnmente es la Escala Unificada de Valoración de la Enfermedad de Parkinson (UPDRS, siglas en inglés).

En Estados Unidos, alrededor de 1 millón de personas se ven afectadas por la enfermedad de Parkinson y en todo el mundo alrededor de 5 millones de personas. La mayoría de las pacientes que desarrollan la enfermedad de Parkinson son mayores de 60 años de edad. Dado que la esperanza de vida en general está aumentando, el número de individuos con enfermedad de Parkinson se incrementará en el futuro. En un menor número, también se ha presentado esta enfermedad en individuos jóvenes.

La historia de la enfermedad de Parkinson se remonta hasta 5000 años antes de Cristo. En esa época, la civilización india antigua lo llamaba trastorno de Kampavata y los pacientes eran tratados con las semillas de una planta que contiene los niveles terapéuticos de lo que hoy se conoce como la *levodopa*. La enfermedad de Parkinson fue nombrado por el médico británico James Parkinson, quien en 1817 describió por primera vez el trastorno en gran detalle como "parálisis agitante".

Causas

Una sustancia llamada *dopamina* actúa como mensajero entre dos áreas del cerebro: la sustancia negra y el cuerpo estriado, para producir movimientos suaves y controlados. La mayoría de los síntomas relacionados con el movimiento de la enfermedad de Parkinson son causados por la falta de *dopamina* debido a la pérdida de células productoras de *dopamina* en la sustancia negra. Cuando la cantidad de *dopamina* es demasiado baja, la comunicación entre la sustancia negra y cuerpo estriado se vuelve ineficaz, y el movimiento se deteriora, la mayor es la pérdida de la *dopamina*, el peor de los síntomas relacionados con el movimiento. Otras células en el cerebro también se pueden degenerar en cierto grado y puede contribuir al desorden de movimiento   principal síntoma relacionado con la enfermedad de Parkinson.

Aunque es bien sabido que la falta de *dopamina* provoca los síntomas motores de la enfermedad de Parkinson, no está claro por qué las células cerebrales productoras de *dopamina* se deterioran. Los estudios genéticos y patológicos han revelado que varios procesos disfuncionales celulares, la inflamación y el estrés también pueden contribuir al daño celular. Además, grupos anormales llamados cuerpos de Lewy, que contienen la proteína *alfa-sinucleína*, se encuentran en las células cerebrales de muchas de las personas con enfermedad de Parkinson. La función de estos grupos en lo que respecta a la enfermedad de Parkinson no se entiende. En general, los científicos sospechan que la pérdida de *dopamina* se debe a una combinación de factores genéticos y ambientales como la exposición a ciertos químicos tóxicos.

Los principales síntomas de la enfermedad de Parkinson están relacionados con la función motora voluntaria e involuntaria y por lo general comienzan en un lado del cuerpo. Los síntomas son leves al principio y van progresando con el tiempo. Algunos individuos se afectan más que otros. Los estudios han demostrado que en el momento en que aparecen los primeros síntomas, los individuos con la enfermedad de Parkinson han perdido 60% al 80% o más de las células productoras de *dopamina* en el cerebro. Los síntomas característicos son las siguientes:

—Temblores en los dedos, manos, brazos, pies, piernas, la mandíbula o la cabeza. Los temblores ocurren con mayor frecuencia, mientras el individuo está en reposo, pero no mientras participa en una tarea. Los temblores pueden empeorar cuando la persona se excita, está cansado o estresado. Algunos presentan parpadeo continuo, muecas de sonrisa o tics nerviosos totalmente fuera de su control.

—La rigidez de las extremidades y el tronco, puede aumentar durante el movimiento. La rigidez puede producir dolor muscular. La pérdida de movimientos de la mano bien puede conducir a la escritura a mano apretada (micrografía) y puede tener serias dificultades para alimentarse.

—Lentitud de movimientos voluntarios. Con el tiempo, puede ser difícil iniciar el movimiento y para completarlo. Puede afectar los músculos faciales y dar lugar a una expresión, (muecas) "similar a una máscara" apariencia.

—Inestabilidad postural: alteración de los reflejos o pérdida; se puede hacer difícil ajustar la postura de mantener el equilibrio. La inestabilidad postural puede dar lugar a caídas.

—Marcha parkinsoniana: cuando la enfermedad es más progresiva el paciente puede llegar a caminar con una posición encorvada y un balanceo de los brazos disminuido o ausente. Es posible que sea difícil de empezar a caminar y hacer giros. Puede detener el paso a mediados de la zancada y podría caer hacia adelante al caminar.

—Cambios en el habla: Muchos de estos pacientes tienen problemas con el habla. Algunos de ellos empiezan a hablar en voz más baja, rápidamente o en un tono monótono, a veces arrastrando o repitiendo palabras o dudando antes de hablar.

—Demencia: en las etapas tardías de la enfermedad de Parkinson, algunas personas desarrollan problemas de memoria y claridad mental. Las drogas de Alzheimer parecen aliviar algunos de estos síntomas pero en un grado muy leve.

Mientras que los principales síntomas de la enfermedad de Parkinson son en el movimiento por la pérdida progresiva del control muscular y daño continuado hasta el cerebro puede conducir a síntomas secundarios. Estos síntomas varían en severidad, y algunas personas no los experimentan todos. Otros síntomas secundarios pueden aparecer relativamente y son:

—Ansiedad, inseguridad y estrés. Por verse impedido de controlar sus movimientos y que la demás gente los observa, algunos de ellos hasta burlándose o haciendo mofa.

Factores de riesgo

—Edad. Los jóvenes rara vez experimentan la enfermedad. Normalmente comienza en la vida media o tardía, y el riesgo sigue aumentando con la edad.

—Herencia. Tener un familiar cercano con Parkinson aumenta las probabilidades de que usted también va a desarrollar la enfermedad, aunque el riesgo sigue siendo no más que cerca de 4 a 6 por ciento.

—Sexo. Los hombres son más propensos a desarrollar la enfermedad de Parkinson que las mujeres.

—La exposición a toxinas. La exposición continua a los herbicidas y pesticidas pone en riesgo ligeramente mayor de Parkinson. Por eso es más común en las personas que laboran en el campo manejando grandes sembrados.

Las complicaciones que pueden presentarse también dependen de cada individuo y de lo avanzada que esté la enfermedad. Estas pueden ser:

—Depresión, insomnio, dificultad para ingerir alimentos, problemas urinarios, constipación y disfunción sexual.

Tratamiento

Actualmente no existe una cura para la enfermedad de Parkinson, pero a veces los medicamentos o la cirugía pueden brindar alivio importante de los síntomas. La terapia de Parkinson es un tratamiento orientado a los síntomas, buscando en primer plano la sustitución de la falta de *dopamina*. En una fase inicial de la enfermedad se debe prestar especial atención en elegir una estrategia terapéutica neuroprotectora. Medicamentos usados para la enfermedad de Parkinson también pueden causar una serie de complicaciones, incluyendo espasmos involuntarios o movimientos incontrolados de los brazos o las piernas, alucinaciones, somnolencia y disminución de la presión arterial al ponerse de pie.

Distrofia muscular

Como distrofia muscular se conoce a un grupo de enfermedades, todas hereditarias, caracterizadas por una debilidad progresiva y un deterioro de los músculos esqueléticos, o voluntarios, que controlan el movimiento. Dependiendo de la enfermedad, puede afectar a diferentes edades con severidad de los síntomas en músculos y rapidez de progresión.

Los tipos de Distrofia Muscular más frecuentes son:

— Miotónica
— De Duchenne
— De Becker
— Del anillo óseo
— Facioescapulohumeral

— Congénita
— Oculofaríngea
— Distal
— De Emery-Dreifuss

La forma más frecuente y grave es la distrofia muscular Duchenne, que afecta a jóvenes varones, en una proporción de 1 entre cada 3500 varones nacidos, con una expectativa de vida alrededor de los 20 años. Las complicaciones serias en más del 80 por ciento de los pacientes están relacionadas con problemas pulmonares, donde hay insuficiencia ventilatoria (respiratoria) y cuadros infecciosos severos. Toda forma de distrofia muscular es causada por un defecto en un gen.

Tratamiento

No existe una cura para la distrofia muscular Duchenne (DMD), existen algunos tratamientos aceptados que pueden reducir los síntomas y mejorar la calidad de vida. El tratamiento integral de la distrofia muscular Duchenne incluye la administración de *corticoesteroides*, decisión que deben de tomar los padres una vez que cuenten con la información suficiente, alimentación adecuada, terapias y valoraciones periódicas de las funciones muscular, respiratoria y cardiaca.

Enfermedad de Creutzfeldt-Jacob

Se le llama también "mal de las vacas locas". La Enfermedad de Creutzfeldt-Jakob (ECJ) es un raro trastorno del cerebro, degenerativo e invariablemente mortal. Hereditaria, por antecedentes familiares de mutaciones genéticas asociadas al gen productor del *prión* que aparece a edades más jóvenes) y otra adquirida (mediante el contacto directo o indirecto con tejido cerebral o del sistema nervioso central infectados. Afecta aproximadamente a una de cada un millón de personas en todo el mundo y a unas 200 personas en los Estados Unidos. La ECJ aparece generalmente en etapas más avanzadas de la vida y mantiene una trayectoria rápida.

Síntomas

Los síntomas comienzan aproximadamente a la edad de 60 años y un 90 por ciento de los pacientes mueren dentro de un año. En las etapas iniciales de la enfermedad, los pacientes sufren falla de la memoria, cambios de comportamiento, falta de coordinación y perturbaciones visuales. A medida que progresa la enfermedad, el deterioro mental se hace pronunciado y pueden ocurrir movimientos involuntarios, ceguera, debilidad de las extremidades. También pueden experimentar insomnio, depresión o sensaciones inusitadas. No ocasiona fiebre ni otros síntomas similares a los de la gripe. Con el tiempo los pacientes pierden la capacidad de moverse y hablar y caen en coma. La pulmonía y otras infecciones ocurren a menudo en los pacientes de esta enfermedad y pueden conducirlos a la muerte.

Algunos síntomas de la ECJ pueden ser similares a los síntomas de otros trastornos neurológicos progresivos tales como Alzheimer o la enfermedad de Huntington. Sin embargo, la ECJ ocasiona cambios singulares en el tejido cerebral que pueden verse en la autopsia. También tiende a ocasionar un deterioro más rápido de las capacidades de una persona que la enfermedad de Alzheimer o la mayoría de los demás tipos de demencia.

Diagnóstico

En la actualidad no hay una prueba diagnóstica para la Enfermedad de Creutzfeldt-Jakob (ECJ). Cuando un médico sospecha la presencia de ECJ, la primera preocupación consiste en descartar otras formas tratables de demencia tales como la encefalitis (inflamación del cerebro) o la meningitis crónica. Se realizará un examen neurológico o el médico puede pedir una consulta a otros médicos. Las pruebas estándar de diagnóstico incluyen una extracción espinal para descartar causas más comunes de demencia y un electroencefalograma (EEG) para registrar el patrón eléctrico del cerebro, que puede ser particularmente valioso ya que muestra un tipo específico de anomalía en la ECJ. La tomografía computarizada del cerebro puede ayudar a descartar la posibilidad de que los síntomas sean el resultado de otros problemas tales como un ataque al corazón o un tumor cerebral. Las exploraciones del cerebro mediante imágenes de resonancia magnética (MRI) también pueden poner de relieve patrones característicos de degeneración cerebral que pueden ayudar a diagnosticar la ECJ. La única forma de confirmar un diagnóstico de la ECJ es mediante una biopsia o autopsia cerebral. En una biopsia cerebral, el neurocirujano separa un pequeño trozo de tejido del cerebro del paciente a fin de que pueda examinarlo un neuropatólogo. Este procedimiento puede ser peligroso para el paciente y la operación no siempre obtiene el tejido de la parte afectada del cerebro. Debido a que un diagnóstico correcto de la ECJ no ayuda al paciente, la biopsia cerebral no se aconseja a menos que se necesite para descartar un trastorno tratable. En una autopsia, se examina todo el cerebro después de la muerte. Tanto la biopsia cerebral como la autopsia presentan un riesgo pequeño, pero definitivo, de que el cirujano u otras personas que manejan el tejido cerebral puedan ser infectados accidentalmente. Procedimientos quirúrgicos y de desinfección especiales pueden reducir al mínimo este riesgo. Hay informes sobre otras formas de diagnosticar la enfermedad, incluidas las biopsias de amígdalas, que pueden conducir a otras pruebas.

Tratamiento

No hay un tratamiento al momento que pueda curar o controlar la Enfermedad de Creutzfeldt-Jakob. Los investigadores han sometido a prueba muchos medicamentos, agentes antivirales y los antibióticos. No obstante, ninguno de estos tratamientos ha demostrado un beneficio uniforme. El tratamiento actual de la ECJ tiene como propósito principal el aliviar los síntomas y hacer sentir al paciente lo más cómodo que sea posible. Las drogas opiáceas pueden ayudar a reducir el dolor si éste ocurre. Durante las últimas etapas de la enfermedad, al cambiar la posición de la persona, con frecuencia se le puede mantener más cómodo y se le ayuda a evitar lesiones propias de la postración en cama. Puede emplearse un catéter para drenar la orina si el paciente no puede controlar la función de la vejiga y también puede utilizarse alimentación artificial, incluidos líquidos intravenosos.

Causas

Algunos investigadores creen que hay un "virus lento" y raro u otro organismo que ocasiona la ECJ. Sin embargo, nunca han podido aislar un virus u otro organismo en la persona con la enfermedad. Además, el agente que ocasiona la ECJ tiene varias características que son raras en los organismos conocidos tales como los virus y las bacterias. Es difícil de matar, no parece contener ninguna información genética en forma de ácidos nucleicos (DNA o RNA) y tiene generalmente un largo periodo de incubación antes de que aparezcan los síntomas. En algunos casos, el periodo de incubación puede ser de hasta 40 años. La teoría científica principal en la actualidad mantiene que la ECJ y otras EET son ocasionadas no por un organismo sino por un tipo de proteína llamado *prión*.

Los *priones* ocurren tanto en forma normal, que es una proteína inocua hallada en las células del cuerpo, como en forma infecciosa, que ocasiona la enfermedad. Las formas inocuas e infecciosas de la proteína *prión* son casi idénticas, pero la forma infecciosa adquiere una configuración plegada diferente a la de la proteína normal.

¿Cómo se transmite la ECJ?

Si bien la ECJ puede transmitirse a otras personas, el riesgo de que esto ocurra es sumamente bajo. La ECJ no puede transmitirse a través del aire o al tocar a otra persona o mediante la mayoría de las formas de contacto casual. Los cónyuges y otros miembros de la familia de pacientes con ECJ esporádica no están sometidos a un riesgo mayor de contraer la enfermedad que la población en general. Sin embargo, el contacto directo o indirecto con el tejido cerebral y el líquido de la médula espinal de los pacientes infectados debería evitarse para impedir la transmisión de la enfermedad a través de estos materiales.

El aspecto de una nueva variante de ECJ (nv-ECJ o v-ECJ) en varias personas más jóvenes del promedio en Europa ha llevado a una preocupación de que la encefalopatía espongiforme bovina (EEB) pueda transmitirse a los seres humanos mediante consumo de carne de vaca contaminada. Si existe un riesgo de transmitir la ECJ es a través de la sangre o el plasma, pero el riesgo es sumamente pequeño.

¿Qué investigación se está realizando?

Están examinando si el agente transmisible es, en realidad, un *prión* y están tratando de descubrir los factores que influyen en la infectividad de los *priones* y cómo este trastorno daña al cerebro. Utilizando modelos de roedores con la enfermedad y tejido cerebral de autopsias, también están tratando de identificar aquellos factores que influyen en la susceptibilidad a la enfermedad y que rigen cuando aparece la enfermedad en la vida. Esperan utilizar este conocimiento para formular pruebas mejoradas de la ECJ y aprender qué cambios matan a la larga a las neuronas a fin de que puedan formularse tratamientos eficaces.

Síndrome de West

Su nombre se debe al médico inglés William James West (1793-1848) quien analizó el cuadro en su propio hijo, en un artículo publicado en *"The Lancet"* en 1841. Se caracteriza típicamente por tres hallazgos: espasmos epilépticos, retraso psicomotor y electroencefalograma con un trazado característicos de hipsarritmia aunque uno de los tres síntomas puede no manifestarse. Se denomina también espasmos infantiles y pertenece al grupo de lo que se llama **"encefalopatías epilépticas catastróficas"**. Los espasmos infantiles son de tipo especial de ataque epiléptico, que afectan fundamentalmente a niños menores de un año de edad (entre los tres y seis meses).

Se pueden distinguir dos grupos de pacientes:

—Sintomático: con signos previamente de afección cerebral o por una causa desconocida.
—Criptogénico: -ausencia de signos de afección cerebral previa o desconocida.

Los espasmos infantiles son diferentes en cada niño, las causas pueden ser diferentes, por lo que las pruebas diagnosticadas y el tratamiento va a tener que ser individualizado.

Causas

Son muy variadas las causas de estos espasmos y casi siempre consecuencia de una lesión cerebral que puede ser estructural o metabólica. Existen otros casos cuya causa es desconocida (llamados criptogénicos), pero estos van disminuyendo según las avanzadas técnicas de diagnostico. Se considera que cualquier lesión en el encéfalo (parte del cerebro) que afecte al niño puede ser el desencadenamiento de un Síndrome de West:

— Isquemia antes del nacimiento o, inclusive durante el mismo.

- Desordenes dentro del útero, especialmente infecciones como toxoplasmosis (enfermedad del sueño), rubeola y los citomegalovirus (de la familia del virus del herpes).
- Disgenesias (desarrollo defectuoso) cerebrales.
- -Desordenes metabólicos: no es frecuente pero hay algunos casos relacionados.
- Causas de origen infeccioso como el Herpes.
- Una enfermedad llamada esclerosis tuberosa, que es una afección congénita del cerebro que se caracteriza por la presencia de numerosos nódulos y que clínicamente se manifiesta por trastornos mentales, ataques epilépticos y, a veces tumores en la piel, riñones, etc.

Epidemiología

Aparece durante el primer año de vida, sobre todo entre los cuatro y siete meses. Afecta con más frecuencia a los varones. La incidencia es de 1 cada 4000-6000 nacidos vivos.

Síntomas

—Espasmos flexores, extensores y mixtos: Consisten en contracciones súbitas generalmente bilaterales y simétricas de los músculos del cuello, tronco y extremidades. La contracción más típica es la de flexión. La duración aproximada de cada episodio es de 2 a 10 segundos. Los espasmos pueden ir acompañados de alteraciones respiratorias, gritos, rubor, movimientos oculares, sonrisa o muecas.

- Retraso psicomotor: Hay pérdida de habilidades adquiridas y presencia de anormalidades neurológicas como diplejía (parálisis que afecta a partes iguales a cada lado del cuerpo) o cuadriplejia (parálisis de los cuatro miembros: tetraplejia), hemiparasia (debilatamiento o ligera parálisis de una mitad del cuerpo), microencefalia (cabeza pequeña).

- Electroencefalograma característico: Lentitud, desorganización intensa de la actividad cerebral, que se conoce por hipsarritmia.
- En el curso del proceso, los lactantes pierden la sonrisa, abandonan la prensión de los objetos y seguimiento ocular. Se vuelven irritables, lloran sin motivo y duermen peor.
- Disminuye el tono muscular y si la situación se prolonga, el deterioro es evidente
- Es frecuente que en muchos pacientes el retraso mental se manifieste antes que los espasmos; estos casos en general, se consideran como problemas sintomáticos.

Diagnóstico

Debido a que se pierde el contacto social y hay lentitud en la progresión de todas las conductas, es fundamental establecer el diagnóstico y tratamiento cuanto antes. Pues al desaparecer los espasmos y la hipsarritmia se produce simultáneamente una mejoría en la progresión psicomotora. El diagnóstico debe reunir una triada caracterizada consistente en:

- Espasmos masivos infantiles.
- Retardo o deterioro del desarrollo psicomotor y/o mental.
- Alteraciones electroencefalográficas, usualmente del tipo de la hipsarritmia.
- Ultrasonido craneal: usan el ultrasonido al igual que en embarazo. La fontanela (el agujero base en el cráneo) del cerebro es como una ventana por la que podemos ver el tamaño de los ventrículos (áreas llenas de líquido dentro del cerebro) y comprobar si ha habido una hemorragia.
- Tomografía: utiliza radiografías seriadas y por medio de una computadora se crean imágenes del cerebro en dos dimensiones. La dosis de radiografía es muy pequeña y

poco probable que provoque ningún daño. Muy útiles para conocer el desarrollo del cerebro.
— Resonancia magnética: utiliza un campo magnético de gran alcance y se crean una gama de imágenes en varios planos. Proporciona una información muy detallada sobre la estructura del cerebro.

Otras pruebas

1. Análisis de sangre.
2. Análisis de orina.
3. Punción Pulmonar.

Pronóstico

Depende de la causa de la enfermedad. Se ha observado curación completa en los casos de causa desconocida (cripsogénicos), en los demás las secuelas neurológicas y psicomotrices son severas. Los niños desafortunadamente tienen mal pronóstico ya que muchos de ellos presentarán crisis no controladas y un retraso mental.

Tratamiento

El Síndrome del West, es un síndrome epiléptico de difícil manejo ya que no responde a los antiepilépticos convencionales. Inicialmente se administra una vitamina para descartar la posibilidad por carencia de la misma (piridoxina).

La *Vigabatrina* para los médicos es de primera elección para el tratamiento de la enfermedad porque tiene menos efectos tóxicos que los otros medicamentos y se han asociado con menos recaídas. A largo plazo no se han comprobado los efectos secundarios. Sin embargo los médicos recomiendan a los pacientes exámenes oftalmológicos periódicos.

Ácido valproico, es un buen controlador de las crisis hasta en la mitad de los casos. Tiene un efecto preventivo en el desarrollo del retraso psicomotor y trastornos de la conducta.

Prednisona, muy efectivo en el tratamiento de las convulsiones, pero se acompaña algunos efectos secundarios: apetito, aumento de peso, irritabilidad, tensión arterial alta, azúcar elevado, potasio en la sangre disminuido.

Cirugía

Cuando el paciente no responde al tratamiento o tiene contraindicaciones, existe la posibilidad del procedimiento quirúrgico para extirpar la zona de lesión cerebral. Suele ser una técnica heroica en la resolución de las crisis, aunque su validez en el desarrollo psicomotor es más discutida.

Dieta cetogénica

Dieta muy estricta y a base de grasa indicadas a niños mayores y con resultados muy favorables en un poco más de la mitad de los pacientes que lo toman. Hace años se empezó a hablar de los beneficios que podían tener las dietas ricas en grasas, en las que las cetogénicas encabezan el *ránking,* con una reducción de las crisis epilépticas, sobre todo en no respondedores a fármacos.

Al parecer las dietas ricas en grasas y bajas en hidratos de carbono imitan las respuestas bioquímicas a la inanición, cuando los cuerpos cetónicos mantienen la demanda de energía del cerebro en lugar de los azúcares. Hasta ahora, los estudios eran observacionales, pero el que se publica en el número de octubre de *The Lancet Neurology,* (2008), coordinado por Helen Cross, profesora de Pediatría de la Universidad de Londres, es el primero randomizado que prueba la eficacia de la dieta cetogénica en 145 niños con edades comprendidas entre los 2 y

Síndrome de Guillain-Barré

Toqué la puerta y entré a realizar mi rutina de trabajo. Aiko Tanaka estaba tendida allí, parecía una adolescente indefensa, a pesar de sus 38 años. Antes de ingresar como paciente, trabajaba en una agencia de bienes raíces, era una profesional muy activa. Pero los prolongados horarios le hacían creer que tenía agotamiento y cansancio físico. Empezó a sentir distintos grados de debilidad o sensaciones de cosquilleo en las piernas. En ocasiones, la debilidad y las sensaciones anormales se propagaban a los brazos y al torso. Estos síntomas aumentaron en intensidad hasta que no podía mover los músculos en absoluto quedando casi totalmente paralizada. Con estos trastornos tenía en peligro la vida - potencialmente interfiriendo con la respiración y, a veces, con la presión sanguínea y el ritmo cardíaco - y se le consideró una emergencia médica. Al llegar al hospital, fue su padre quien les explicó a los médicos los detalles de la sintomatología, porque ella no estaba en capacidad de hacerlo. La paciente fue colocada a menudo en un respirador para ayudarle a respirar y se le observaba de cerca para detectar la aparición de problemas, tales como ritmo cardíaco anormal, infecciones, coágulos sanguíneos y altos o baja presión sanguínea.

Al comienzo pensé que tenía mal de Parkinson, porque observé movimientos involuntarios en sus brazos, pero ella misma me sacó de la duda. Aiko probablemente con buen tratamiento y terapia, podría recuperarse en algunos meses, si no presentaba más complicaciones, como arritmias cardiacas, fallos respiratorios o tromboembólicas por la inmovilización.

El Síndrome de Guillain-Barré es una perturbación en el que el sistema inmunológico del cuerpo ataca parte del sistema nervioso periférico. La mayoría de los pacientes se recuperan, incluyendo a los casos más severos, aunque algunos continúan teniendo un cierto grado de debilidad. El Síndrome de Guillain-Barré puede afectar a cualquier persona. Puede atacar a la persona en cualquier edad y ambos sexos son igualmente propensos al trastorno. El síndrome es raro y aflige sólo a una persona de cada 100.000. En general el Síndrome de Guillain-Barré se presenta por unos cuantos días o una semana después de que el paciente ha tenido síntomas de una infección viral respiratoria o gastrointestinal. Ocasionalmente, una cirugía o una vacuna pueden desencadenar el síndrome. El trastorno puede aparecer en el curso de varias horas o varios días o puede requerir hasta 3 ó 4 semanas. La mayoría de las personas llegan a la etapa de mayor debilidad dentro de las 2 primeras semanas de la aparición de los síntomas y, para la tercera semana de la enfermedad, un 90 por ciento de los pacientes están en su punto de mayor debilidad.

Causas

Nadie conoce aún por qué el Síndrome de Guillain-Barré ataca a algunas personas y a otras no. Ni nadie sabe exactamente qué desencadena la enfermedad. Lo que los científicos sí saben es que el sistema inmunológico del cuerpo comienza a atacar al propio cuerpo, lo que se conoce como una enfermedad autoinmunológica. Comúnmente, las células del sistema inmunológico atacan sólo a material extraño y a organismos invasores. Los nervios no pueden transmitir señales con eficiencia. A ello se debe el que los músculos comiencen a perder su capacidad de responder a los mandatos del cerebro, mandatos que han de transportarse a través de la red nerviosa. El cerebro también recibe menos señales sensoriales del resto del cuerpo, resultando en una incapacidad de sentir las texturas, el calor, el dolor y otras sensaciones. Como alternativa, el cerebro puede recibir señales inapropiadas que resultan en cosquilleo de la piel o en sensaciones dolorosas. Debido a que las señales que van hacia y vienen desde los brazos y las piernas han de recorrer largas distancias, son las más vulnerables a interrupción. Por tanto, las debilidades musculares y las sensaciones de cosquilleo aparecen inicialmente en las manos y en los pies y progresan hacia arriba. Cuando el Síndrome de Guillain-Barré va precedido de una infección viral, es posible que el virus haya cambiado la naturaleza de las células en el sistema nervioso por lo que el sistema inmunológico las identifica como células extrañas. La causa y la trayectoria del Síndrome de Guillain-Barré es un área activa de investigación neurológica e incorpora los esfuerzos de colaboración de los científicos neurológicos, inmunológicos y virólogos.

Diagnóstico

Determinado como síndrome más que enfermedad, porque es una situación médica caracterizada por un mezcla de síntomas (lo que siente el paciente) y signos (lo que el médico puede observar o medir). Pueden ser muy diversos, por lo que resulta difícil para los médicos dar un diagnostico en sus primeras fases. Hay enfermedades con síntomas parecidos a los que se hallan en el Síndrome de Guillain-Barré, por eso el interrogatorio para el paciente se hace muy detallado. Los médicos observarán si los síntomas aparecen en ambos lados del cuerpo y la prontitud con la que aparecen los síntomas. En Guillain-Barré los reflejos, de la reacción de la rodilla al golpearla, usualmente desaparecen. Es característico que en estos pacientes, el líquido cerebroespinal que riega la médula espinal y el cerebro tiene más proteína de lo corriente. Por lo tanto, un médico puede decidir hacer una punción lumbar, un procedimiento en el que el médico introduce una jeringa en la parte baja de la espalda para extraer líquido.

Tratamiento

Hasta el momento se desconoce la cura para el Síndrome de Guillain-Barré. Pero hay terapias que controlan la gravedad de la enfermedad y activan la reparación en conjunto de los pacientes. Por lo general, la *plasmaféresis* y la terapia de *inmunoglobulina* de alta dosis son los remedios utilizados. Ambos son igualmente eficaces, pero la *inmunoglobulina* es más fácil de administrar. La *plasmaféresis* es un método mediante el cual se extrae sangre entera del paciente y se procesa de forma que los glóbulos blancos y rojos se separen del plasma o la porción líquida de la sangre. Las células de la sangre se devuelven luego al paciente sin el plasma, el cual el cuerpo sustituye rápidamente. Los científicos no saben aún exactamente por qué funciona la *plasmaféresis* pero la técnica parece reducir la gravedad y duración del cuadro de Guillain-Barré. En el hospital, los médicos también pueden tratar de detectar y tratar muchas molestias que pueden surgir en cualquier paciente paralizado. Complicaciones pulmonares o lesiones producidas por postración prolongada en cama. Con frecuencia, antes de que comience la recuperación, se les dan instrucciones a las personas que cuidan a estos pacientes para que muevan manualmente las extremidades de los pacientes para ayudar a mantener flexibles y fuertes los músculos. Posteriormente, a medida que el paciente comienza a recuperar el control de las extremidades, comienza la terapia física.

Enfermedad respiratoria

Son las enfermedades más comunes y propagadas por el mundo en todas sus variedades a causa de muchos factores, especialmente por la gran contaminación ambiental en las ciudades más grandes y el deterioro del sistema defensivo por cuenta de otras enfermedades.

Influenza o gripe

Una simple gripe común que no es tratada puede curarse sola, o avanzar a través de los vasos sanguíneos de la nariz hasta el cerebro y producir una Meningitis, pues las arterias que irrigan la cavidad nasal (Esfenoidales anteriores y posteriores) provienen de la arteria oftálmica, y esta de la carótida interna, que es la que da origen a las arterias cerebrales medias, anteriores y comunicantes posteriores. La etiología que causa este agente viral tiene varios tipos y subtipos: A, B y C y subtipos: HoN1 (Ao humano); H1N1 (A1); H2N2 (A2); H3N2

(Ahk, A3); HswN1 (swine); HeqN (2equina) y HavN (8 aviar), son las que han sido identificadas hasta hoy.   La gripe o influenza tiene una gran variedad genética.

Usualmente prevalece en las épocas de invierno y primavera. En esta última estación debido al polen que se desprende de las flores, las personas pueden experimentar como una especie de alergia, que no es en si la influenza y puede ser tratada más fácil. Influenza, comúnmente conocida en Estados Unidos como "flu" es una enfermedad viral del tracto respiratorio altamente contagiosa, aunque afecta ambos sexos y a todos los grupos en general, los niños tienden a ser más susceptibles que los adultos y al igual que los ancianos están en más riesgo de morir si no hay un tratamiento adecuado a tiempo. Normalmente dura entre 4 y 5 días, puede terminar en crisis o se disuelve. En los signos vitales, el pulso no resulta afectado, aunque puede elevarse de 90 a 100 pulsaciones por minuto, la presión arterial puede bajar un poco, casi siempre hay fiebre. Aunque el paciente se recupere, tendrá debilidad por semanas y hasta meses después de que el virus desaparezca.

Síntomas y signos

La influenza es muchas confundida con el resfriado común, pero los síntomas son más severos que los estornudos y la congestión nasal del resfriado. La influenza empieza abruptamente con letargo, malestar general e irritabilidad. En San Antonio, Texas, tomé mi almuerzo común y corriente, recuerdo que comí pollo al horno, arroz y una ensalada. Durante el día me había sentido como con pereza, dolor de cabeza inusual y algunos síntomas de gripe. Me acosté, al rato sentí fiebre, dolor de cabeza muy fuerte, en vano trataba de dormirme, pero de pronto sentí que todo me daba vueltas. Me levanté a tomar agua, mi cuerpo parecía rotar, mareada y como pude llegué a mi cama. En la mesa de noche tenía un termómetro que siempre acostumbro tener cerca de donde duermo. El termómetro marcó 40 grados centígrados o sea en grados Fahrenheit 104.0, hervía en fiebre. Fui al baño y me duché con agua fría, he sabido que es una forma natural de bajar la temperatura, pero ni esto funcionó. Pensé que me iba a morir, me miré en el espejo y mi espalda estaba roja, mis ojos parecían que hervían en sangre, mi pecho congestionado y una tos espantosa. Regresé a la mi habitación y me levanté a llamar una ambulancia. Ingresé al hospital por emergencia en la mañana. Me hidrataron inmediatamente y me trataron con antipiréticos y analgésicos. Me diagnosticaron bronquitis aguda, después de la prueba del esputo y radiografía de tórax, más las pruebas de función pulmonar. En la tarde ya me sentía mejor, pude comer algo, después de haber pasado con dieta líquida todo el día. A medio día cuando pensaba que se trataba quizá de una neumonía, tuberculosis, quizás cáncer pulmonar, pensaba que por lo menos había hechos cosas en mi vida, llamé a mi mamá, pero no le quise decir que estaba en el hospital, solo quería escucharla sonriendo como siempre y hablándome de lo que había hecho ese día. Mentalmente me preguntaba: ¿será que me voy a morir? Pero no era mi tiempo, al día siguiente salí y descansé tres días sin trabajar, una semana después aunque con poca tos todavía, me sentía muy bien.

Síntomas de la influenza

- — Dolor de cabeza.
- — Escalofríos y fiebres (38.3- 39.4 c) lo mismo que 101 a 103 f.
- — Carraspera o voz ronca.
- — Tos seca y estridente.
- — Dolor muscular.
- — Mareos.
- — Pérdida del apetito.
- — Secreción nasal.
- — Náusea.
- — Algunas veces diarrea y molestia en los oídos.

Al término de 4 o 5 días, desaparece la fiebre y otros síntomas, pero la tos y la debilidad permanecen usualmente por una o dos semanas. Como sea es muy importante tratar la influenza seriamente porque puede generar una neumonía y otras complicaciones, especialmente en los niños, ancianos y personas con enfermedades crónicas del corazón o pulmones.

Contagio

El virus se propaga en el aire por micro gotas de secreción al estornudar o toser, la influenza es altamente contagiosa. Después de sentir los primeros síntomas, es cuando más fácil se transmite a otros, lo que viene siendo los dos primeros días. La influenza puede llegar a ser mortal en infantes menores de un año y adultos mayor de 60 años con enfermedades crónicas, especialmente si padecen el Síndrome de Reyes, enfermedad aguda viral localizada en el tracto respiratorio alto donde el paciente siente náusea perniciosa, vómito, agitación, convulsiones y hepatomegalia (hígado grande) sin ictericia (amarillo).

Tratamiento

Se tratan los síntomas, esforzando en el aumento de fluidos para evitar la deshidratación y pérdida de electrolitos, no son precisamente las sodas o bebidas enlatadas lo que el paciente debe tomar, la mejor elección es la limonada preparada en casa con agua de la mejor calidad endulzada con miel de abeja para suavizar la garganta, complementado con descanso, antipiréticos que son los encargados de bajar la fiebre, analgésicos para el dolor y descongestionante nasal. Los antibióticos no son recomendables a menos que se haya desarrollado una segunda infección por bacteria. Siempre se debe consultar al médico porque algunos de estos medicamentos pueden producir palpitaciones o malestar estomacal.

Prevención

La vacuna contra la influenza y la neumonía es una táctica de reducir la incidencia de este virus, pero no produce inmunidad permanente, por lo tanto cada temporada debe aplicarse a las personas en alto riesgo, que son los niños, ancianos y personal laboral de salud. La otra forma de prevenir es también cuidando el sistema inmune, comiendo responsablemente, llevando una dieta balanceada, tomando mucho líquido y haciendo ejercicio diario así como manteniendo los buenos hábitos de aseo para evitar ingerir los microbios. Cubrirse la boca y nariz al toser o estornudar sin importar el sitio donde se encuentre en público o solo ayuda a prevenir el contagio a otros. La vacuna no es recomendable para mujeres embarazadas a menos que tengan una enfermedad crónica y estén altamente propensas al contagio con la enfermedad viral. Las personas que se vacunan pueden experimentar malestar y una leve gripe que puede durar uno o dos días. Toda persona puede hacerse aplicar la vacuna contra la influenza, niños de 6 meses a 18 años, cualquier adulto de 19 años en adelante con cualquier problema de salud que tenga, no hay restricción. Grupos de riesgo: centros de rehabilitación, hospitales, cárceles, sanatorios y todos los empleados de la salud. Pero personas alérgicas al pollo o huevo no pueden hacerse aplicar esta vacuna.

Epoc

La enfermedad pulmonar obstructiva crónica (también llamada EPOC) es una enfermedad crónica del pulmón que incluye dos enfermedades principales: bronquitis crónica y enfisema. No existe cura para la EPOC. Los pulmones tienen dos partes principales: el árbol bronquial también llamado vías aéreas y los alvéolos también llamados sacos alveolares. Cuando usted respira, el aire se mueve hacia abajo dentro de la tráquea a través de los bronquios y dentro de los alvéolos. Desde los alvéolos el oxígeno se transporta en la sangre mientras que el dióxido de carbono (anhídrido carbónico) es eliminado de la sangre. Si usted tiene bronquitis crónica, el tejido que recubre los bronquios se enrojece, se hincha y se llena de moco. Este moco bloquea los bronquios y dificulta la respiración. Cuando alguien tiene enfisema sus alvéolos están irritados, se endurecen y no pueden retener suficiente aire. Esto le dificulta a usted transportar el oxígeno en la sangre y sacar el dióxido de carbono fuera de la sangre. Es posible que el médico le haga tomar algún medicamento para hacerle sentir mejor y respirar más fácilmente. Estos medicamentos pueden incluir antibióticos y algunos medicamentos que usted inhala, es decir que respira hacia adentro. Es posible que usted tenga que tomar esteroides y antibióticos si le da una infección pulmonar.

Algunas personas con casos más avanzados de EPOC requieren oxígeno. Usted respira el oxígeno a través de tubos que se pone dentro de la nariz o a través de una máscara que cubre su nariz y su boca. Los pacientes con casos muy graves de EPOC pueden operarse. Ellos podrían tener una operación para reducir el pulmón o un trasplante de pulmón. Estas operaciones usualmente se hacen sólo en aquellas personas que no han respondido bien a otros tratamientos.

Enfisema

Es una enfermedad crónica, en la cual los tejidos de los pulmones son gradualmente destruidos, tornándose inflados (muy distendidos). Esta destrucción ocurre en los alvéolos, donde acontecen los cambios gaseosos del oxígeno por el dióxido de carbono. Como resultado, la persona pasa a sentir falta de aliento para realizar tareas o ejercitarse.

Desarrollo

La molestia inicia con la destrucción de los diminutos sacos de aire (alvéolos) que componen los pulmones. En las áreas destruidas no ocurren los cambios gaseosos de manera satisfactoria, causando una disminución de la cantidad de oxígeno circulante en la sangre y, entonces, surge la falta de aire. Los pulmones pierden la elasticidad, tornando más difícil la salida del aire después de cada inspiración. Casi la totalidad de los casos son causados por el tabaquismo. Pocos casos debidos a la deficiencia de alfa–1-antitripsina, que es una enzima producida por los pulmones. Cerca de 10 a 15 % de los fumadores más susceptibles al efecto nocivo al tabaco son los que desenvuelven la molestia. A medida que van fumando, va empeorando su capacidad pulmonar. Los fumadores, en la mayoría de las veces, pasan a sentir las alteraciones causadas por la enfermedad, solamente, después de muchos años.

Síntomas

— Disnea después de una acción, incluso estando en reposo.
— Tos con mucosidad espesa.
— Disminución de la intensidad respiratoria.
— Dilatación progresiva del tórax.
— Durante la inspiración la expansión es muy poco acusada.

- Con el tiempo, estancamientos de sangre en la circulación pulmonar.
- Cardiopatías (insuficiencia cardiaca).

La principal característica de la enfermedad es la falta de aire. En la mayoría de las veces, son tabaquistas de largo plazo, que, alrededor de los 65 años de edad, pasan a sentir falta de aire para hacer pequeños esfuerzos. La falta de aire, en el inicio, es notada, solo, en los grandes y medios esfuerzos (subir escaleras o caminar son ejemplos). Manteniéndose el hábito de fumar, podrán llegar a una fase más adelantada de la enfermedad, en que surge falta de aire con tareas simples como bañarse, vestirse o peinarse, por ejemplo. En este momento, muchos se sienten incapacitados para el trabajo y pasan la mayor parte del tiempo en la cama o sentados para no sentir falta de aire. La persona podrá también sentir la necesidad de dormir con almohadas muy altas por causa de la falta de aire. La tos, y el ruido en el pecho, también pueden ocurrir, pero son más frecuentes en los fumadores, en quienes predomina la bronquitis crónica y no el enfisema pulmonar. Por lo que toca a los casos de enfisema pulmonar por deficiencia de alfa-1-*antitripsina* (enzima producida por el pulmón), la enfermedad se desenvuelve más temprano, y sin exposición al tabaco.

Diagnóstico

El médico diagnostica, en la mayoría de las veces, basado en la larga exposición al tabaco referida por el paciente, asociada a las quejas y a las alteraciones detectadas en el examen físico. Puede haber auxilio de exámenes complementarios, como exámenes de imagen (radiografía y tomografía computarizada del tórax), exámenes de sangre o espirometría. Esta es una prueba de función pulmonar que mide la capacidad del aire de los pulmones, dando una buena idea de su funcionamiento. Los exámenes complementarios ayudan a establecer el nivel de gravedad de la enfermedad y por lo tanto, auxilian en la decisión del mejor tratamiento para cada caso.

Tratamiento

El objetivo del tratamiento es aliviar los síntomas del enfermo y prevenir la progresión de la enfermedad. Algunos casos pueden presentar una mejora parcial con el uso de medicamentos. Pueden ser usados corticoides o bronco dilatadores, por vía oral o por inhalación. La inhalación es preferida por el efecto más rápido y por presentar menos efectos indeseables. En las emergencias, los medicamentos a través de inyecciones también pueden ser aplicados. Es importante destacar que, de manera diferente del asma y de la bronquitis crónica, las personas con enfisema no acostumbran a mejorar o presentan poco beneficio con el uso de bronco dilatadores. Sin embargo, muchos pueden ser beneficiados con la terapia de rehabilitación que enseña a los enfisematosos a usar su energía de una forma más eficiente, de manera que ocurra un gasto menor de oxígeno. Así, las personas se tornan más preparadas para las actividades diarias. La terapia con oxígeno (oxigenoterapia) también beneficia muchas personas, mejorando la expectativa en varios casos, especialmente en casos de enfermedad avanzada. En casos seleccionados, podrán ser realizadas las cirugías reductoras de volumen pulmonar. Son removidas áreas más comprometidas de uno o ambos pulmones, con el propósito de mejorar la mecánica respiratoria, resultando en una mejora de los síntomas y en lo cotidiano de la gente.

Prevención

Por ahora, no existe manera de definir los individuos que serán susceptibles al desenvolvimiento de la enfermedad con la adicción al tabaco. Sólo podemos, a través de la espirometría, identificar la pérdida de la función pulmonar en las personas que fuman y aconsejarlas a parar. Además de evitar el tabaquismo, otras formas de prevenirse es reducir la exposición a la polución del aire. Cuantos más cigarrillos por día o más años fumando, mayor el chance de desarrollar la enfermedad. La forma de prevenirse es no fumar ni estar cerca de fumadores. La interrupción del tabaquismo también es benéfica en cualquier fase de la molestia, pues no acelera la progresión de la misma.

Neumonía

Llamada Bronconeumonía, Neumonía extrahospitalaria e intrahospitalaria. Es una afección respiratoria en la cual hay inflamación del pulmón, enfermedad muy común, causada por muchos gérmenes diferentes y su gravedad puede ir desde leve hasta potencialmente mortal.

Neumonía extrahospitalaria

Se refiere a la neumonía en personas que no hayan estado recientemente en el hospital u otro centro de atención en salud.

Neumonía intrahospitalaria

Tiende a ser más grave, porque los mecanismos de defensa del paciente contra la infección a menudo se deterioran durante la estadía en el hospital. Además, los tipos de gérmenes presentes en un hospital con frecuencia son más peligrosos que los que se encuentran en la comunidad.

La neumonía adquirida en el hospital ocurre más comúnmente en pacientes que requieren un respirador (también llamado máquina de respiración o ventilador) para ayudarlos a respirar. Cuando se presenta la neumonía en un paciente que está con ventilador, se conoce también como neumonía asociada con el uso de un ventilador.

Síntomas

— Tos (con algunas neumonías usted puede expectorar una mucosidad amarillenta o verdosa o incluso con pintas de sangre).

— Puede presentar fiebre leve o alta.

— Escalofríos con temblores.

— Dificultad respiratoria al subir escalas.

— Dolor torácico agudo o punzante que empeora cuando usted respira profundamente o tose.

— Cefalea (dolor de cabeza)

— Sudoración excesiva y piel pegajosa.

— Falta de apetito, y malestar general.

— Confusión sobre todo en las personas de mayor edad.

Pruebas y exámenes

Si cree tener neumonía, es posible que esté creando un esfuerzo para respirar o esté respirando rápido. Los chasquidos se escuchan al auscultar el tórax con el estetoscopio. También se pueden escuchar otros ruidos respiratorios anormales a través del estetoscopio o a través de una percusión. Es posible que le hagan una radiografía torácica, si el médico sospecha que tiene neumonía.

Algunos pacientes pueden necesitar otros exámenes, como exámenes de sangre, gasometría arterial, tomografía computarizada de tórax, cultivo de líquido de la pleura, tinción de Gram y cultivo de esputo.

Tratamiento

El médico determinará si usted debe estar hospitalizado y si es así, recibirá líquidos y antibióticos por vía intravenosa, oxigenoterapia y posiblemente tratamientos respiratorios. Es muy importante que los antibióticos se empiecen poco después de ingresar al hospital. Las probabilidades de que lo hospitalicen es si tiene síntomas severos complicados con otros problemas de salud y que usted mismo no pueda cuidarse en su casa.

Si las bacterias están causando la neumonía, el médico intentará curar la infección con antibióticos. Puede ser difícil para el médico saber si usted tiene una neumonía viral o bacteriana, de manera que puede recibir antibióticos.

Algunas veces, a los pacientes con neumonía leve que por lo demás son sanos se les trata con antibióticos macrólidos orales (*azitromicina, claritromicina* o *eritromicina*).

Si la causa es un virus, los antibióticos típicos no serán eficaces. Algunas veces, sin embargo, el médico puede usar medicamentos antivirales.

Pero nunca le reste importancia a esta enfermedad porque recuerde que cualquier complicación, lo puede conducir a la muerte.

Causas

Los gérmenes llamados bacterias, virus y hongos pueden causar la neumonía. Se puede transmitir de la siguiente forma:

1. Las bacterias, gérmenes y virus que viven en la nariz, los senos paranasales o la boca pueden propagarse a los pulmones. Pueden llegar a los pulmones cuando usted

inhala líquidos, alimentos, vómito o secreciones de la boca, lo que se llama neumonía por aspiración.

2. La neumonía causada por bacterias tiende a ser la más grave. En los adultos, las bacterias son la causa más común de neumonía.

3. La neumonía causada por germen más común en adultos es el *Streptococcus pneumoniae* (neumococo).

4. La neumonía atípica, a veces llamada neumonía errante, es causada por bacterias tales como *Legionella pneumophila*, *mycoplasma pneumoniae* y *Chlamydophila pneumoniae*.

5. La neumonía por *Pneumocystis jiroveci* algunas veces se ve en personas cuyo sistema inmunitario está alterado (debido al SIDA o a ciertos medicamentos que inhiben el sistema inmunitario).

6. La neumonía puede causar tuberculosis en algunas personas que tienen un sistema inmunitario débil.

Factores de riesgo

Los factores agravantes siempre son parecidos a todos los problemas respiratorios: resfriados comunes, fumar, infecciones virales, disfagia (porque pueden aspirar hacia los pulmones), fibrosis quística, EPOC, parálisis cerebral, vivir en hacinamiento, pérdida de la función cerebral, problema del sistema inmunitario., cirugía o trauma reciente.

Asma

El asma es una enfermedad crónica de los pulmones que afecta la respiración, haciéndola difícil. Durante un episodio de asma, el revestimiento de las vías respiratorias o los tubos bronquiales se inflaman. Los músculos alrededor se contraen y se estrechan a la vez. Una mucosidad gruesa es producida, la cual bloquea la respiración. Aunque el asma no se cura, los síntomas se pueden controlar con la ayuda del doctor y el manejo de un plan para controlar. Cuando el asma es causada por la exposición a ciertos irritantes químicos o polvos industriales en el trabajo, se conoce como asma ocupacional.

Síntomas

Falta de aire, opresión en el pecho, respiración sibilante (respiración ruidosa como silbidos).

Diagnóstico

El asma es mejor diagnosticada en una visita al médico, el cual evaluará su historia médica y antecedentes familiares. Un examen físico será el indicado y en él se le escuchará su respiración. Algunos exámenes de laboratorio, ayudarán al diagnóstico también. Estos exámenes determinarán la función pulmonar, alergias y conteo de la sangre. Mientras no haya cura para el asma, hay varias formas de controlar los síntomas. Su doctor le prescribirá medicina de acuerdo con sus necesidades. Los agentes antiinflamatorios y broncodilatadores son los más comunes y ayudarán a relajar los músculos alrededor de las vías respiratorias y aliviarán pronto.

Causas

La causa exacta no es conocida, pero podría ser hereditaria. Aunque hay factores que tienen mayor responsabilidad. Tales como los olores fuertes, sustancias químicas, alérgenos, productos de limpieza, aerosoles, perfumes, polen, caspa de animales, hábito del cigarrillo. Pero no hay que alarmarse, no nos vamos a morir tan pronto por tener asma, aunque si se complica con otras enfermedades se agrava la situación.

Cómo evitar la exposición a los desencadenantes comunes

— No tenga animales domésticos en casa o manténgalos en el patio.

— Cúbrase la nariz cuando haga limpieza, los ácaros son microscópicos y no se ven.
— Lleve siempre su medicina de alivio cuando visite casas con animales domésticos.
— Evite los productos que contienen plumas, como almohadas y cojines.
— Cubra colchones, cojines y almohadas con fundas de plástico herméticas.
— Lave todas las sábanas y las mantas una vez a la semana en agua caliente (55° C).
— Mantenga en el interior de la casa una humedad relativa inferior al 50%.
— Quite todas las alfombras y moquetas, si es posible.
— -Renuncie al hábito de fumar o estar cerca de fumadores.
— Si el asma es nocturna, puede haber un factor que la esté causando en su habitación, entonces deberá evitar las flores y aerosoles de perfume.

Tratamiento

No hay medicinas que curen el asma. Sin embargo, hay ciertas medicinas que ayudan a prevenir y controlar los ataques. El uso correcto de estas medicinas le puede permitir una vida sana y normal.

Terapia por quelación

Consiste en la administración intravenosa de agentes quelantes como el Ácido Etileno Diamino Tetracético (EDTA), el Acido 2-3 Dimercapto Succinico (DMSA) o el Acido Lipóico (LA) para el tratamiento de diferentes enfermedades que tienen como causa principal la acumulación de calcio en las paredes arteriales o las intoxicaciones por metales pesados, como el plomo o el mercurio. Los agentes quelantes tienen la capacidad de atrapar en su molécula a los iones de minerales y metales bivalentes que se puedan encontrar durante su recorrido por el flujo sanguíneo. Su acción se centra principalmente sobre los depósitos calcáreos que se forman en las paredes de las arterias y en las articulaciones, aunque deja completamente intacto el calcio de los huesos.

Al retirar el calcio depositado y los restos de metales pesados, las arterias recobran su elasticidad natural. Con ello el organismo consigue proporcionar una mejor nutrición a las células y se vuelven a poner en acción diversos sistemas enzimáticos que antes se encontraban reprimidos.

La quelación fue aplicada por primera vez durante la segunda guerra mundial para tratar intoxicaciones por metales pesados como el plomo, mercurio, cromo, cadmio, vanadio, etc. Estos metales son potentes catalizadores en las reacciones de los radicales libres, que son los responsables del desarrollo de la mayoría de las enfermedades relacionadas con la edad, sobretodo la demencia senil, la artritis, las enfermedades coronarias, los accidentes cardio-vasculares, degeneración macular, etc.

Indicaciones

La arteriosclerosis (enfermedad producida por el depósito de placas de ateroma en las paredes de los vasos sanguíneos) y la artrosis (enfermedad que deteriora las articulaciones), son las patologías degenerativas más directo relacionadas con el envejecimiento.

Por ello, la terapia mediante quelación es el tratamiento más efectivo que existe (además de la ozonoterapia), para prevenir el envejecimiento prematuro, ya que consigue restablecer el aporte normal de oxígeno a las células, además de retirar depósitos nocivos de sustancias tóxicas y hacer llegar diversos materiales nutrientes a todos los tejidos y órganos del cuerpo humano a través de la red capilar. A medida que la química interna de las células tiende a normalizarse, se logra un mejor estado de bienestar y salud en general, del cual se benefician especialmente personas de edad avanzada y cuadros severos de enfermedades degenerativas y cardiovasculares.

La terapia de quelación con Ácido Etileno Diamino Tetracético (EDTA) es una alternativa totalmente fiable y efectiva para tratar diferentes complicaciones de la arteriosclerosis, como son coronariopatías, accidentes cardiovasculares o vasculopatías periféricas. Con este tratamiento se pueden evitar la gran mayoría de las cirugías cardiovasculares, (angina de pecho, infarto, bypass y angioplastias) con el beneficio añadido de detener el deterioro de la salud por la edad y rejuvenecer el organismo al mejorar la oxigenación y nutrición de los tejidos a cargo del sistema circulatorio.

Contraindicaciones

La terapia por quelación está únicamente contraindicada en casos de Hipoparatiroidismo y en los casos muy graves de deficiencias renales y/o hepáticas.

VI

Muertes por negligencia

Filosóficamente hablando, a través del tiempo la muerte ha sido siempre el motivo mayor de reflexión por parte del ser humano. Sin embargo, hasta hoy no hay una respuesta definitiva al misterio que implica nuestra desaparición final. Pero para la ciencia médica siempre será un objetivo tratar de evitarla, o al menos de aplazarla en lo posible. Se puede decir que en el fondo, no hay muertes necesarias, que toda muerte es inútil, comenzando por las provocadas por la guerra, esa actividad absurda en la que las sociedades siguen debatiéndose día por día. Tenemos muchas muertes que se hubiera podido evitar si de hecho la conciencia y el respeto por la vida más allá de las diferencias económicas, políticas, ideológicas, religiosas o raciales fueran parte esencial de nuestro pensamiento, de nuestra conciencia colectiva e individual. Pero está demostrado que el ser humano no puede cambiar por sí mismo ni corregir sus errores de manera total. Así que siempre estaremos asistiendo a este doloroso fenómeno de las muertes absurdas, ya sea a causa de las guerras, o simplemente por cuenta de toda clase de accidentes cotidianos y de situaciones y comportamientos equivocados.

Podrían contarse infinidad de casos que en la guerra se dan y se vuelven costumbre, incluso norma inquebrantable, como el caso que describo ahora respetando nombres de personas o entidades. La esposa de un soldado norteamericano me explicaba:

"Algunos de los hombres de la armada naval, específicamente los soldados de la brigada antibombas, han hecho acuerdos para morir en caso de recibir heridas que los dejen con impedimentos físicos o dependiendo de otras personas. Para entender esto hay que entender que ellos trabajan en equipos de tres hombres: el líder del equipo, el asistente y el tercer hombre que maneja los equipos electrónicos para asistir a los otros dos hombres. En recientes años, para ser más específicos, en la guerra de Afganistán, la brigada antibombas de la armada naval tuvo que modificar cómo iban a operar porque la demanda de los técnicos era mucha y no había suficientes equipos, así que se dividieron en equipos de dos hombres en vez de ser tres hombres. Uno de estos equipos tenía un acuerdo con varias cláusulas referidas a la forma que se matarían llegada una situación extrema. Una de estas maneras de darse muerte sería con una sobredosis de morfina, droga que no la da el gobierno, pero que para este equipo resultaba fácil conseguir por otros medios en inyecciones con suficiente cantidad para lograr matar a alguien en caso de urgencia o de necesidad última como mutilación de genitales, pérdida de miembros superiores e inferiores, ceguera, etc. Las cláusulas de su acuerdo designaban con exactitud que si una bomba explotara prematuramente dejando a uno de los dos hombres o a los dos vivos pero en un estado que ellos no consideraran digno, tenían que matarse, ayudándose mutuamente a conseguirlo. Afortunadamente, ellos no tuvieron que llegar a estos extremos, porque uno de los dos hombres murió instantáneamente en una explosión".

El desprecio por la vida y por sus derechos es tangible. En las calles nos encontramos con un mosaico claramente descriptivo. La manera de manejar y la intolerancia frente a otros conductores, causan a veces todo tipo de accidentes y muertes totalmente inútiles. Quienes mueren cada semana en las carreteras, en su gran mayoría, son por imprudencia y violaciones a las normas. Otros van distraídos con el teléfono celular, lo que aumenta la frecuencia de accidentes. Los estudios indican que el uso de un teléfono celular en el tráfico afecta de forma diferente a conductores de vehículos livianos en las ciudades como a personas que manejan en carreteras de alta velocidad o conductores de carros pesados. El incremento de accidentes es 5 veces más frecuente para quienes usan el celular mientras conducen. En un estudio realizado en Inglaterra se demuestra que el momento más peligroso para la asociación entre la llamada telefónica y el accidente es cuando ésta se inicia, bien sea que el conductor llame o sea llamado. También estudiaron la posibilidad de que un teléfono celular en el carro, en manos de otra persona diferente del conductor, o uno de los pasajeros hablándole sin descanso distrae lo mismo que un teléfono, esto afectará la capacidad de concentración de quien busca una dirección...Personalmente me ha tocado ver conductores cepillándose los dientes, tomando sopa instantánea, maquillándose, anudando la corbata, peinándose, etc. Aunque parezcan simples tareas, distraen en un momento a quien va en el volante y en un segundo se puede causar el accidente más grande, provocando una muerte que pudo haberse evitado.

Aborto

El aborto suele ser también una de las fuentes que incrementan las estadísticas de muertes absurdas, pues siendo la "solución más fácil" tras las diversas situaciones en que las mujeres podemos involucrarnos a causa de la imprevisión o la irresponsabilidad, son miles, millones de vidas potencialmente importantes las que se pierden.

En el abuso sexual, las violaciones o el incesto, los niños son mucho más propensos a ser maltratados, sufrir accidentes, enfermar más e incluso morir. Algunas madres dan sus niños en adopción, pero en otros casos debe hacerse cargo un familiar, aunque es claro también que hay algunas mujeres que se responsabilizan de la maternidad. También observamos que estos niños son más propensos a los accidentes, muchos graves, e incluso mortales.

Se estima que el riesgo de morir a consecuencia de complicaciones relacionadas con el embarazo es el doble para las mujeres entre 15 a 18 años que para las mujeres de 20 a 24 años. Pero para las niñas de 10 a 14 años (abusadas) el número de muertes puede llegar a superar hasta cinco veces la de las mujeres embarazadas que tienen entre 20 a 24 años.

El parto en la adolescencia se puede complicar comúnmente con Pre Eclampsia, parto prematuro, ruptura prematura de membranas, falta de control prenatal y mayor riesgo de muerte materna y perinatal, tal como refieren múltiples estudios hechos por expertos en el tema. Cabe nombrar también que si la embarazada no tuvo una dieta balanceada, si abusó del tabaco y alcohol, contribuirá a agravar el problema de salud. Es importante mencionar que los problemas socioeconómicos en este grupo son más severos, porque a tan temprana edad la mayoría no depende de un trabajo ni posee ninguna entrada de dinero, lo que agrava su situación, no tendrá suficientes recursos para cuidar su alimentación, ni costear sus visitas médicas. El 20% de las muertes por aborto ocurren en gestantes adolescentes.

La Eclampsia, es un problema bastante delicado que puede complicar demasiado el embarazo. Una mujer previamente diagnosticada con Pre Eclampsia (presión arterial muy alta y proteína en la orina) desarrolla convulsiones o coma. En algunos casos las convulsiones o el coma pueden ser el primer síntoma de que la mujer tiene pre eclampsia. Como consecuencia puede también presentar fuertes dolores de cabeza, visión doble, borrosa o ver como puntos negros. La Toxemia es un nombre común usado para describir la Pre eclampsia o Eclampsia. Un porcentaje considerable de madres gestantes y niños mueren a consecuencia de este problema de salud. Muchas veces el médico consulta con el compañero de la embarazada o en junta de médicos, elegir a quien salvar: si a la madre o al bebé, en algunos casos mueren los dos. No hay nada que la mujer pueda hacer para prevenir la Pre Eclampsia porque no hay causa conocida.

Clases de aborto

Existen varios tipos de abortos. Una amenaza de aborto la experimenta 1 de 5 mujeres embarazadas cuando se presenta sangrado vaginal en los primeros tres meses. Aunque tal sangrado puede indicar aborto espontáneo, rara vez es una más que una amenaza y el embarazo continúa normalmente. Un aborto inevitable se refiere a la situación en la que se presenta sangrado, el cérvix se empieza a abrir y se expulsa el contenido uterino.

Aborto natural o espontáneo

Es cuan el feto muere por causa natural, si esto sucede, el organismo de la madre lo expulsa espontáneamente y ella debe acudir de inmediato al médico, ya que los abortos espontáneos pueden presentarse con hemorragias que requieren cuidado porque pueden desencadenar en anemia. Cuando la muerte del niño ocurre en etapas avanzadas de la gestación, aparecen los síntomas del parto y la mujer da a luz normalmente aunque el hijo nazca sin vida. Los abortos naturales pueden, también, ser causados por anormalidades en el organismo materno que provocan la expulsión del feto.

Aborto inducido

Es el que se provoca con el propósito de destruir la vida del niño en gestación y extraerlo del seno materno. Estos procedimientos son practicados por personas que muchas veces no son especializadas en este tema. Se clasifican en dos categorías: los clandestinos y los clínicos.

El aborto clandestino

Practicado por personas inexpertas, utilizando técnicas primitivas. Existe toda una gama de métodos para abortar:

desde una ingestión de sustancias abortivas, algunas de dudosa efectividad, hasta la introducción en el útero grávido de sondas, agujas, pinzas o ganchos que matan al feto y provocan su expulsión.

El aborto clínico

Es la terminación deliberada del embarazo por medio de un procedimiento practicado por personal médico debidamente entrenado, utilizando instrumentación adecuada y en aceptables condiciones higiénicas. Los métodos que se emplean son los siguientes: dilatación y el curetaje, el curetaje por succión, la inyección salina, la histerotomía, y las prostaglandinas.

La dilatación y el curetaje

Conocido también como legrado o raspado, se utiliza para extraer los tejidos retenidos después del aborto espontáneo, pero puede utilizarse igual para extinguir la vida humana en sus etapas iniciales. Este método se aplica dilatando el cuello del útero lo suficiente para introducir en él una cureta que arranca poco a poco el cuerpo aún diminuto del niño en gestación.

El curetaje por succión

Consiste en introducir por el útero un tubo delgado y flexible que va conectado a una succión. Una vez colocada la sonda se pone en la marcha la máquina para aspirar el feto, la placenta y además, tejidos del embarazo.

La inyección salina

Los métodos anteriormente descritos pueden practicarse únicamente hasta los tres meses de embarazo; cuando la gestación está más avanzada, es preciso recurrir a sistemas diferentes como la inyección salina. Inventada por los nazis en los campos de concentración, esta técnica consiste en extraer del útero, por medio de una aguja introducida a través del abdomen, 200 centímetros cúbicos de líquido amniótico, reemplazándolos por otros tantos centímetros de solución salina concentrada que intoxica mortalmente a la criatura. Después de muerta el organismo de su madre lo expulsa por medio de un parto normal, como si el deceso se hubiera producido en forma natural.

La histerotomía

La inyección salina sólo puede ser utilizada hasta las catorce o dieciséis semanas de embarazo. Cuando la gestación está aún más avanzada, es necesario recurrir a la histerotomía. Este método, idéntico a una operación cesárea, tiene la particularidad de que sus víctimas suelen nacer vivas por el hecho de que se practica en las últimas etapas del embarazo, cuando el niño ha alcanzando un mayor proceso de desarrollo.

Las prostaglandinas

Este método se lleva a cabo inyectando a la madre unas hormonas llamadas prostaglandinas, estimulando así las contracciones uterinas desencadenando un parto prematuro. Como en el caso de la histerotomía los niños abortados por tal procedimiento casi siempre nacen vivos.

Diagnóstico

Dependiendo del tipo de aborto, el diagnóstico se puede basar en la historia clínica, examen físico, análisis de cualquier descarga, pruebas de sangre y orina (para detectar la presencia de infección o anemia causada por la hemorragia) o estudios radiológicos o de ultrasonido (para establecer la ausencia fetal o la presencia de un feto anormal o partes del mismo).

Tratamiento

No existe ningún tratamiento para detener o impedir un aborto inevitable. (El *dietilestildestrol* se prescribía para detener abortos hasta que se descubrió que tenía muy poco efecto y podía causar anormalidades fetales). El médico por lo general lo indica a la mujer con síntomas de aborto que permanezca en cama y se abstenga de relaciones tener sexuales mientras tenga molestias o amenaza de aborto.   .

Después de un aborto inevitable incompleto o detenido, cualquier residuo de tejido fetal o placentario debe removerse con un procedimiento llamado dilatación y raspado, en el cual el médico dilata el cérvix y raspa suavemente el material residual dentro del útero. Sin esta precaución, la mujer está más propensa a infecciones. Es normal que una mujer se sienta deprimida por la pérdida del hijo esperado, pero usualmente es seguro para ella tratar de concebir de nuevo en forma temprana (6 a 8 semanas después) bajo el consejo del médico.

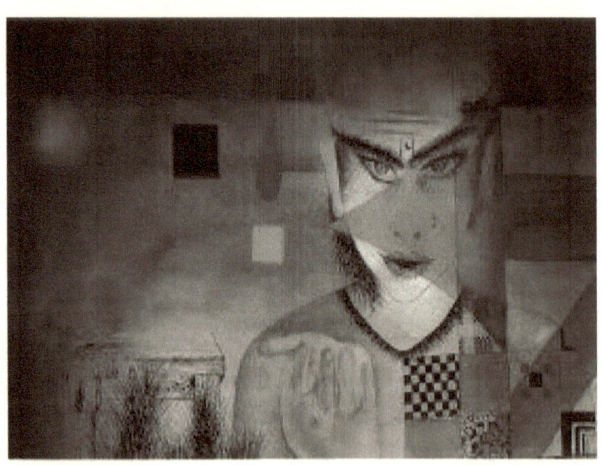

Prevención

Es aconsejable que la mujer al principio del embarazo obtenga cuidado prenatal adecuado e información actualizada sobre sustancias y actividades que pueden contribuir con un aborto.

Legalización del aborto

La legalización del aborto es la sugerencia de erradicar el flagelo del aborto clandestino y proteger la salud de la mujer. Entre las razones por las cuales el aborto clandestino persiste, a pesar de la legalización del procedimiento, debemos mencionar: La falta de información o educación adecuada, pobreza y temor por parte de muchas mujeres que temen ser registradas o juzgadas por la sociedad. Sin embargo, cada vez más estas prácticas van cambiando y se mejoran las condiciones. En más de 70 países ya es legal el aborto fundamentado en causas concretas plenamente identificadas por la ley. No obstante subsiste el aborto clandestino en algunos países con bajos niveles de desarrollo educativo y económico.

En España el aborto no es estrictamente legal sino que está despenalizado en caso de violación (denunciada), dentro de las doce semanas de gestación; cuando se presume que el feto presenta malformaciones físicas o psíquicas, dentro de las veintidós semanas de embarazo; y cuando represente un peligro para la salud o la vida de la madre. En Colombia sucede de modo muy semejante, el 11 de mayo de 2006 un fallo de la Corte Constitucional, cuyo ponente fue el magistrado Jaime Araújo Rentería, eliminó la pena de uno a tres años que el Código Penal contemplaba para quien se practicara un aborto. La votación fue de cinco votos a favor y tres en contra.

La despenalización se aplica en tres casos especiales: cuando la mujer haya sido objeto de violación, cuando haya una malformación grave en el feto o cuando el embarazo revista riesgo para là madre. En esos tres casos, el Código Penal preveía una reducción de las tres cuartas partes de la condena.

En América Latina el aborto es ilegal, excepto en Cuba y Puerto Rico. En los demás países el aborto es punitivo a menos que el médico dé su autorización por poner en riesgo la integridad física de la madre, por enfermedad del feto, violación sexual o condición socioeconómica precaria.

VII
Edad dorada

Es viable llegar a viejos sanamente aunque con la edad, el sistema inmune empieza a declinar causando infecciones, deterioro progresivo y muerte. Notamos que cuando estábamos jóvenes, comíamos de todo y nada nos hacía daño, ni nos engordábamos, pero después de cierta madurez, hasta un vaso de agua nos puede caer mal y una cucharada más nos engorda. Sin embargo lo que clínicamente no se puede tratar, dependerá de la constitución genética de cada individuo y de su reacción al medio social. La vejez es un desafío que hay afrontar y es parte del desarrollo humano tanto como puede ser también la etapa más hermosa de la vida. No hay razón para sentirse como un grupo apartado y olvidado de la sociedad. Nos tropezamos con distintas conceptos de vejez. Hay una vejez cronológica que en realidad se basa en la edad del retiro del ámbito laboral, entonces decimos que a partir de los 65 años se es viejo.

Existe una vejez funcional que utiliza viejo como sinónimo de incapaz o limitado. Esto es erróneo pues la vejez no significa incapacidad y hay que luchar con la idea de que el viejo es funcionalmente limitado. La vejez como cualquier otra edad posee su propia funcionalidad, las barreras a la funcionalidad de los ancianos surgen con frecuencia de las deformaciones y mitos sobre la vejez más que de reflejos de deficiencias reales. Refiriéndonos al ser humano, la vejez es una etapa postrera, si bien bastante prolongada. Se puede resumir como la edad de la pérdida.

Si el envejecimiento es un proceso, la vejez es una situación social. Todos los que han envejecido, a pesar de las diferencias individuales o de grupo, conforman un todo con unas propiedades comunes que ofrecen suficiente relevancia para constituirse como un sector humano distinto al de otras edades. Esa vejez la constituyen personas que están envejeciendo. A estas personas se les llama viejos, mayores, ancianos o senectos.

Llegar a los 65 años es alcanzar una vejez social que la define la jubilación. Pero el umbral de la vejez se ha dilatado mucho. Ya van siendo generalmente los 80 años cuando se entra en la ancianidad. La salud mal acomodada, la sensación de cansancio vital o el progresivo apartamiento social, señalaran la frontera entre ser mayor y ser anciano. Esta es una muestra más de los efectos del desarrollo social: se vive más y mejor.

Nuestros abuelos y los pensionados de los años recientes son gente distinta. El aprovechamiento de la vida que hacen hoy los mayores es una de las riquezas de esta sociedad, a pesar de que aún queda bastante por alcanzar. Pero hay que señalar que nunca hubo tantos ancianos con invalidez como ahora. Este es un lado negativo inevitable que procede de la misma razón que la prolongación de los buenos años: los recursos médicos y sociales al servicio de la enfermedad. Las personas con enfermedad viven más, y para muchos el precio de ese continuar existiendo es la incapacidad y la dependencia.

Envejecimiento

Las dolencias y enfermedades llegan a cualquier edad, pero en la ancianidad se presenta y establece su progreso de un modo diferente. Se nos juntan los achaques. Pero nada más sabio que escuchar y aprender de un viejo, porque ellos tienen un largo camino de experiencias vividas y porque como decía mi madre: "Estas canas se respetan". Algunas cosas que caracterizan el envejecer son:

—Deterioro, enfermedad de los sistemas y las funciones del cuerpo.

—Nos adaptamos menos por la disminución de los elementos de reserva de los órganos.

—Reducción en la capacidad de ser autónomo.

—Predisposición al aislamiento: al no disponer de suficiente recursos psicofísicos para permanecer en la corriente social dominante.

—Sensación de acabamiento: sostenido por la menor vitalidad y disponibilidad personal y la amenaza que representa la última edad.

En el proceso del envejecer podemos diferenciar cinco elementos causales: la herencia, la configuración física, la personalidad, la biografía y el entorno. Estos factores son los mismos que van a influir en la enfermedad. Este es un argumento más para resaltar el gran parentesco que existe entre envejecimiento y enfermedad. Existen diferencias, es cierto, pero no siempre notorias. Suele confundirse en el sentir y en el lenguaje de la gente el ser viejo y el estar enfermo. Es común escuchar. "La peor enfermedad es ser viejo", refiriéndose a los males que llegan con los años. Los que estamos en los cuarenta decimos: ahora empiezan los achaques. Bien es verdad que el límite entre enfermedad y envejecimiento es generalmente borroso, y que se precisa experiencia y medios diagnósticos para deslindar decididamente el uno del otro.

Los cambios que se producen en los diversos órganos y sistemas del organismo de la persona que envejece, pueden, en no pocas ocasiones, confundirse con los síntomas de una enfermedad. Y es que la enfermedad en los mayores posee unas peculiaridades que no permiten resaltar nítidamente sus perfiles. Evans escribía que "dibujar la distinción entre el envejecimiento normal y el patológico es como separar lo indecible de lo inefable".

Morbilidad

Es una de las notas características del envejecer y viene condicionada por la vulnerabilidad de la edad avanzada. Antes de exponer el hecho básico en patología geriátrica, que es el diferente modo de enfermar con respecto a otras edades, conviene conocer cuál es la definición de enfermedad. Una de las más valiosas, y de plena aplicación al envejecer, es la de Lain Entralgo : "Es un modo de vivir personal aflictivo y anómalo, reactivo a una alteración corporal, en la que padecen las acciones y funciones vitales, por el cual el individuo vuelve al estado de salud, muere o queda en deficiencia vital permanente". Para este autor las vivencias de la enfermedad se manifiestan por medio de las siguientes actitudes y sentimientos:

— Sentimiento de inutilidad y amenaza al no poder realizar lo que se quiere o lo que se necesita al sufrir la pérdida de la integridad de las funciones.

— Sensación de soledad determinada por la imposibilidad de transmitir las vivencias que la enfermedad acarrea. Anomalía nacida de la clara percepción de que los sanos se hallan en el ámbito de la normalidad.

— Necesidad de ser siempre el centro de los cuidados del entorno humano que le asiste o por aprovechar la enfermedad para obtener otros beneficios legales, laborales o sociales.

Conviene señalar que no hay enfermedades propias de los viejos, aunque buen número de ellas presentan mayor prevalencia en esta edad y su expresión clínica es distinta de la de otras edades. Eso sucede con la demencia senil. Aunque hay algunos casos que tienen su comienzo antes de los 65 años, la mayoría lo hace después, y su prevalencia va aumentando conforme la edad se incrementa. Este síndrome, como tantos otros procesos patológicos, es edad dependiente. Sucede lo mismo con el cáncer, las fracturas, la insuficiencia cardíaca, las cataratas, Alzheimer, etc.

Si se acepta que la enfermedad en la vejez, por sus características y por constituirse como situación se muestra diferente sustancialmente a la de otras épocas de la vida, ha de aceptarse también que la geriatría posee en ello un sólido argumento para su conformación e individualización como ciencia médica. Y no porque la atención de los mayores haya de ser exclusiva o preferente competencia de los geriatras. Lo fundamental es entender que, cualquier profesional sanitario que posea responsabilidad asistencial en el campo de la vejez, debe inexcusablemente, conocer la materia científica que corresponde a esta edad. Una formación en geriatría y en gerontología es imprescindible para garantizar una correcta atención sanitaria a los mayores, en particular en los niveles primarios. La especialidad de geriatría se dedicará a la asistencia médica en los medios de alta densidad de ancianos, residencias, unidades hospitalarias de geriatría, Centros de Día, etc., o allí donde la patología y sus consecuencias invalidantes originen una problemática asistencial.

Enfermedades de la vejez

Según la evolución, la enfermedad en el anciano, lo mismo que en otras edades, puede clasificarse en:

- Enfermedad aguda, de corta duración, con un incremento en sus atenciones, y que dará lugar en ocasiones el internamiento hospitalario.

- Enfermedad crónica de larga duración, con curso estable o con frecuentes descompensaciones, y que pone a prueba tanto al enfermo como a la familia y a los recursos sanitarios. Algunas de estas enfermedades se convierten en invalidantes, con reducción o pérdida de las capacidades para la movilización o el cuidado personal. Son numerosas en esta edad, y precisan de un prolongado esfuerzo asistencial. Una buena proporción de estos enfermos incapacitados han de ingresar en Centros Residenciales para dependientes, las Residencias Asistidas.

• Enfermedad terminal, de naturaleza irreversible, a veces prolongada. Son enfermedades que obligan a planteamientos asistenciales específicos, tanto en los domicilios y residencias como en las Unidades de cuidados paliativos.

No hay enfermedades exclusivas de la vejez, pero como se ha expuesto un poco más arriba, sí existen ciertas enfermedades y procesos que aparecen de modo prevalente en esta edad y con unas características diferenciales bien definidas. Las enfermedades más frecuentes en los ancianos son las degenerativas, las tumorales, las infecciosas, las *auto inmunitarias, las dirregulativas*, las traumáticas y las iatrogénicas. Las degenerativas tienen por base principalmente la ateroesclerosis y buena parte de las cardio circulatorias pertenecen a este grupo. Han cobrado gran importancia en las últimas décadas las enfermedades degenerativas cerebrales. De ellas la enfermedad de Alzheimer es la más conocida, aunque hay que situar entre ellas a la demencia frontal, la demencia por cuerpos de Lewy, la enfermedad de Parkinson y a los procesos degenerativos multisistémicos encefálicos.

Las enfermedades tumorales tienen una elevada incidencia en los ancianos. Los cambios inmunitarios que se producen en esta edad pueden ser los responsables, en parte, de la pérdida de efectividad la vigilancia ante células extrañas. El cáncer de pulmón es el más prevalente. Le siguen el de colon, el de estómago, el de próstata, el de mama, el de útero, el de vejiga, el de páncreas, el de ovario y los de piel. La evolución de los tumores en los ancianos suele ser de menor agresividad, con mayor lentitud en su crecimiento. Es común que se opte por un tratamiento conservador y paliativo, aunque la decisión se basará en criterios de edad, de situación previa de salud y según las características de la neoplasia. Son la tercera causa de muerte en la vejez, con una mortalidad entre un 18 y un 20%.

Las enfermedades infecciosas se localizan principalmente en el aparato respiratorio y en el urinario. Las neumonías son los procesos infecciosos más graves que presentan los mayores en el área respiratoria. En las personas de alta edad, y con algún grado de incapacidad, es común que el mecanismo de producción sea la hipostasis y la aspiración. Le siguen la gripe y las bronquitis. La tuberculosis tiene en esta edad una prevalencia baja, pero no debe olvidarse que es un proceso de muy difícil diagnóstico y que sigue estando presente en la patología del anciano. La infección urinaria, especialmente la recidivante, aparece muy a menudo en la vejez, favorecida por el residuo vesical, por las patologías prostáticas o vesicales, y por las maniobras de sondaje y la permanencia del mismo. La infección de las úlceras de presión es otro proceso complicadito común en los ancianos. Esta suele ser causa de procesos sépticos de evolución sub aguda. Otra infección que aparece más en esta que en otras épocas, es el herpes zóster. Como causa de muerte las infecciones pueden alcanzar, según las estadísticas, hasta el 35%.

Cuando se examinan por órganos, sistemas y aparatos, los cuadros patológicos que más a menudo aparecen en el anciano son:

- Aparato digestivo: reflujo gastro-esofágico, úlcera gastro duodenal, colecistopatía calculosa, colecistitis, cáncer de colon.
- Aparato respiratorio: neumonía, gripe, bronquitis crónica, enfisema, EPOC, cáncer de pulmón.

- Aparato cardio circulatorio; infarto de miocardio, angina de pecho, insuficiencia cardiaca, enfermedad embólica, hipertensión, hipotensión ortostática, arterioesclerosis obliterante, tromboflebitis, síndrome varicoso.
- Sistema nervioso: síndrome demencial, enfermedad de Parkinson, ictus cerebrales con hemiplejías, epilepsia, neuropatías periféricas.
- Aparato sensorial: cataratas, glaucoma, sordera, síndrome vertiginoso.
- Aparato urinario: hiperplasia prostática, incontinencia urinaria, infecciones urinarias, cáncer de próstata, litiasis urinaria, cáncer de vejiga, insuficiencia renal.
- Sistema osteoarticular: Artrosis, fracturas, osteoporosis, artritis metabólicas, enfermedad de Paget.
- Enfermedades endocrinas y metabólicas: Diabetes, hipotiroidismo, deshidratación, hipokalemia, obesidad, malnutrición.
- Sistema psíquico: la depresión, ansiedad ysíndromes delirantes.

Buena parte de los anteriores procesos patológicos tienen la característica de ser crónicos por su patocronía, con una evolución dilatada, con distinto grado de eventos recidivantes. La enfermedad crónica más frecuente en el anciano es la artrosis. Le siguen la hipertensión, la insuficiencia cardiaca, la depresión, la enfermedad prostática, el síndrome demencial, la diabetes, la arteriopatía obliterante, entre otras.

Entre los procesos invalidantes, más prevalentes cuanto mayor es la edad del sujeto, hay que destacar a la artrosis, que representa casi la mitad de todos los casos de incapacidad. El síndrome demencial es la siguiente, siendo causa de invalidez en un 40% de los que la padecen. Con bastante menor prevalencia se encuentran las hemiplejias, las insuficiencias cardiacas y respiratorias severas, las arteriopatías obliterantes y las amputaciones, la depresión y la obesidad.

Diagnóstico

Es una faena clínica minuciosa y delicada. La semiología en los ancianos pocas veces tiene representaciones típicas. Unas veces por la escasa entidad expresiva de los síntomas, de pobre especificidad, otras por encontrarse sumergida en el conjunto sintomático de la polipatología, la indagación clínica obliga a mantener una actitud de búsqueda permanente. Los síntomas de la enfermedad hay que obtenerlos por el interrogatorio, pero la peculiaridad es que se lleva a cabo en un enfermo de alta edad. La poca precisión de los datos que refiere, la repetición de las preguntas por las limitaciones auditivas, la ambigüedad de sus descripciones, la frecuente presencia de algún grado de deterioro cognitivo que perjudica la rememoración de sus procesos pasados, obligan a recomendar que la anamnesis del paciente anciano se haga en presencia de algún familiar o cuidador. Es la manera de conseguir una mayor garantía en la información clínica sobre la enfermedad actual y sus antecedentes patológicos, tanto personales como familiares. Esto hace que la elaboración de una buena historia en un anciano ocupe más tiempo que en otras edades, y que se ponga a prueba la paciencia y la pericia del médico.

La preparación de datos en la exploración física es quehacer más sencillo. Son numerosos los signos que aparecen en el examen de estas personas por los múltiples defectos que lleva en sí el propio envejecimiento. Una vez que se han recogido, es preciso interpretarlos con buen sentido, ya que algunos pertenecerán al proceso principal, otros serán consecuencia de la participación secundaria de órganos y sistemas, y habrá, al fin, un resto que proceden del normal envejecer.

Después del examen físico procede continuar con las exploraciones instrumentales.

Entre los instrumentos no debería faltar, junto al esfigmomanómetro, un *oscilotonómetro*, un otoscopio, un oftalmoscopio y un diapasón. Las determinaciones analíticas son un complemento obligado, sea cualquiera el plano asistencial en el que se encuentre el paciente longevo. Muy conveniente es que se disponga siempre de un medidor de glucosa para toma de gota de sangre del pulpejo del dedo y de tiras de análisis urinario. Exploraciones como la radiología, la ecografía, el *doppler*, etc. pueden ser aplicadas a casi todos los pacientes ancianos, salvo en situación de alta invalidez o de *terminalidad*. El criterio de aplicación de estas exploraciones está condicionado por la edad, por el estado clínico del enfermo, por las posibilidades terapéuticas y por el peligro que conlleve.

Con toda la anterior información clínica se está en disposición de aplicar el instrumento más específico que tiene la praxis geriátrica: la valoración multidimensional. Esta abarca las siguientes cuatro vertientes: Orgánica o física, psico-cognitiva, funcional, social y familiar. Esta valoración multidimensional se realiza en equipo donde médico, enfermeras, asistente social y otros agentes sanitarios o sociales intervienen aportando la información sobre cada caso, valorando sus necesidades, requiriendo y ejecutando intervenciones, y revaluando, según objetivos y con un adecuado protocolo, los beneficios conseguidos para el anciano.

La terapéutica en los ancianos

El tratamiento de la enfermedad nos muestra tres planos, sea cualquiera la edad que se considere. Son la curativa, la preventiva y la rehabilitadora. De ellas, en la ancianidad, la preventiva y la rehabilitadora tienen una gran importancia. La terapia en la vejez ha de ser integral, es decir, ha de extenderse por el defecto orgánico que ha establecido el proceso patológico, por la afectación cognitiva y anímica que se ha desarrollado, por el deterioro funcional que les sigue y por el entorno que está condicionándola. La intervención terapéutica ha de tener presente estos cuatro factores si quiere obtener éxito. A la pluripatología y la multicausalidad actuantes en la enfermedad de los mayores hay que sumarle el hecho significativo de la enfermedad considerada como situación, y de la participación de los cuatro planos característicos de la multidimensionalidad de la vejez: orgánico, psico-cognitivo, funcional y social.

La terapéutica curativa se ha de establecer en dos círculos: el médico y el quirúrgico. El médico se basará principalmente en la terapia medicamentosa. El quirúrgico en las intervenciones, bien de cirugía general o de cirugía traumatológica. La indicación de la intervención en los mayores ha de ajustarse a unos criterios, que deben ser precedidos de una correcta evaluación clínica y nunca rígida. El desarrollo de las técnicas quirúrgicas y de anestesia ha contribuido a ampliar las indicaciones de la cirugía en la vejez. Los factores que han de regir la decisión de practicar una intervención quirúrgica y que se concretan en el riesgo quirúrgico son: la edad, la enfermedad origen de la indicación, la situación previa de salud, en especial el estado funcional cardio circulatorio, respiratorio, renal y cognitivo y la posibilidad de recuperación. Procesos como las fracturas de cadera, el abdomen agudo y los cánceres son un evidente ejemplo del beneficio quirúrgico en esta edad.

La terapia medicamentosa ha de cumplir en esta edad unos requisitos que han de acotarse distintos a los de otras edades. Es oportuno señalar que tanto la toma del fármaco como la absorción, metabolismo, distribución, acción tisular y excreción tienen sus peculiaridades en los mayores. El mal cumplimiento farmacológico, las dificultades para su absorción, la interacción farmacológica por el uso plural de fármacos, los cambios en la efectividad de los receptores, y muy especialmente, el compromiso de su aclaramiento renal, son algunos de los factores que hacen delicada la terapia farmacológica, obligando siempre a un cuidadoso planteamiento de la misma.

Las reglas básicas de la medicación en el anciano pueden resumirse en:

—Administrar el menor número de fármacos y con la dosificación más sencilla.

—Iniciar la medicación con la mitad de dosis que en el adulto e incrementarla hasta alcanzar la dosis mínima eficaz.

—Conocer el estado de las funciones renal, hepática y digestiva del enfermo.

—Poseer una suficiente información sobre la historia farmacológica del paciente, de modo especial sus alergias e intolerancias medicamentosas.

—Revisar periódicamente las indicaciones farmacológicas, las
—Escribir para el paciente o la familia la pauta medicamentosa que ha de seguir.

—Informar al paciente y a la familia de la medicación, tanto en sus indicaciones como en sus riesgos.

El fundamento argumental de estos consejos es reducir cuanto se pueda el mal cumplimiento medicamentoso del enfermo anciano, evitar las interacciones y los efectos indeseables de los fármacos en aras de un mayor beneficio terapéutico.

La terapéutica preventiva ha de cimentarse en la eliminación o reducción de los factores de riesgo en la ancianidad. Estos pueden estar presentes en la edad previa a la vejez o en la vejez misma. Su actuación será distinta conforme sea el tramo de edad que se considere. Así, a partir de los ochenta se muestran con más importancia los factores de riesgo de las caídas que los cardiovasculares.

Prepararse para una vejez satisfactoria donde se pueda vivir el mayor tiempo posible con autonomía y disfrutando de la edad, lleva aparejado un sana alimentación, una actividad física adecuada a cada circunstancia, un entretenimiento y distracción útiles, un control de patologías de riesgo y una corrección de hábitos nocivos, como el fumar o el abuso del alcohol. Todas ellas son medidas generales de promoción de salud que han de ser recomendadas siempre.

Unos factores de riesgo están impresos en procesos patológicos que se padecen. Este es el caso de la hipertensión, las dislipemias, los síndromes de inestabilidad, la diabetes, el deterioro cognitivo, la depresión, la osteoporosis, etc. Otros son actitudes y hábitos del individuo, como el sedentarismo, la alimentación inadecuada, el tabaco o el alcohol. Por último, hay factores que son sociales o pertenecen al entorno. Estos son la pobreza, la mala vivienda, la escasa calidad de los cuidados de salud, etc. La actuación ante estos factores tenderá a evitar la aparición de procesos cardiovasculares, caídas, incapacidades. El control medicamentoso de algunos procesos como la hipertensión, la hipercolesterinemia, la diabetes o la osteoporosis ha de ir acompañado de medidas higiénicas alimentarias, de actividad o de reducción del uso del tabaco. La intervención sobre el entorno es más compleja y precisa de planificaciones socio sanitarias.

Cuando se juntan sobre un individuo varios factores de riesgo, se habla de situación de fragilidad. Este anciano de alto riesgo o anciano frágil es de mucha edad casi siempre, vive solo, ha sufrido viudez o se ha cambiado recientemente de domicilio, presenta una patología crónica que requiere abundantes cuidados o un proceso incapacitante, ha tenido una hospitalización reciente o reiterada, ha sufrido caídas repetidas, padece alguna forma de deterioro cognitivo, una polimedicación y sale muy poco de casa o de la residencia. Estos ancianos con fragilidad necesitan ser incluidos en un programa de seguimiento que redunde en una frecuente valoración de su estado, una terapia adecuada y unas medidas sociales de apoyo, como la ayuda a domicilio.

La medicina rehabilitadora ha sido uno de los pilares de la atención gerontológica de los últimos años. Para mantener el objetivo primordial de la geriatría que es procurar que la persona mayor pueda vivir con salud, con autonomía y allí donde quiera hacerlo, la medicina rehabilitadora tratará de recuperar al máximo los defectos funcionales que haya acarreado un proceso patológico. Esta consta, principalmente, de fisioterapia y de terapia ocupacional. Retrasar o evitar la aparición o el desarrollo de cuadros incapacitantes es la función primordial de esta terapia. Los principales cuadros que van a ser objeto de rehabilitación son las artrosis, la recuperación de las fracturas, las hemiplejías y otros defectos de origen neurológico, la enfermedad de Parkinson y el síndrome demencial. Una buena rehabilitación geriátrica debe llevarse a cabo en unidades específicas dentro del ámbito asistencial gerontológico. Se practica preferentemente en Hospitales o Centros de Día y en las Residencias, pero empieza a ser aplicada con éxito en el medio domiciliario. Y siempre, como cimiento instrumental, la actividad física y cognitiva reglada.

Ser viejo

Por lo menos si llega a viejo, tiene algunas ventajas en cuanto a la seguridad porque en los sitios públicos siempre le atenderán primero por su edad. En los viajes bien sea por tierra o aire, lo normal es que le cedan el puesto; personalmente no permito ver un anciano de pie mientras yo estoy sentada. Pero igual nunca debes salir solo a la calle, porque se puede perder si su memoria ya no está bien. Sus consejos y sabiduría valen un tesoro. La familia contribuye a los cuidados personales, citas con el médico, salidas a la iglesia o centros de recreación propios para la tercera edad. En estos sitios, hacen vida social y tienen una programación para mantenerlos activos: bailes, ejercicios y paseos al campo. Inclusive algunos en estas etapas de la vida, han conseguido su pareja para pasar el resto de sus vidas.

Longevos

Tomomoji Tanabe, que nació en Miyakonojo, un pequeño pueblo de la isla de Kyushu, al sur de Japón, el 18 de septiembre de 1895, decía al cumplir 111 años en 2006: "Cumplir 111 años no es nada especial". Pero llegar a los 111 años con 275 días es diferente, y todavía más si se tiene un certificado del Libro de los Récords Guinness reconociendo que uno es el hombre más viejo del mundo.

Tanabe vivía con su hijo de 66 años y su nuera en Miyakonojo, en la isla de Kyushu, una de las cuatro islas mayores de Japón, una zona azotada por los tifones y frecuentada por los surfistas. De joven trabajó como ingeniero para el gobierno de la ciudad, pero al parecer desde hacía cerca de medio siglo se dedicó a escribir en su diario y a pensar en el pasado y en el futuro. Según Tanabe, la razón de su longevidad es que se mantuvo alejado del alcohol. "No bebo alcohol", declaró ante un grupo de reporteros que reprodujo sus palabras a la ciudad y al mundo. "Ésta es la mejor explicación de mi buena salud".

El hombre más viejo del planeta, quien llegó a tener ocho hijos, 25 nietos y 50 bisnietos, tampoco fumó y se acostumbró a beber un vaso de leche cada día. Y si uno le preguntaba cuánto tiempo más quiere vivir, Tanabe responde sin dudarlo: "No quiero morir". Tanabe murió en el 2008 a la edad de 113 años de un paro cardiaco.

A manera personal, sé que es verdad que uno de los secretos de vivir tanto tiempo es la abstinencia por el alcohol, porque mi padre duró 101 años; bueno murió más jovencito que Tanabe, quizá por el régimen alimenticio, pues no desechaba nada, ni grasa, azúcar, carne o todo lo que se produce en el campo. Mi padre decía que la "*carne de monte*", la carne de caza era la más sana y saludable; también tomaba casi 10 tazas de café como bebida predilecta; llevaba un estricto horario en sus alimentos y se acostaba a las seis de la tarde y a las cinco de la mañana ya estaba en pie a empezar su jornada. Al final murió de un paro cardio respiratorio, pero comió bien hasta el día anterior a su muerte.

Otro personaje que no considero tan mayor por su espíritu joven, camina derecho y sin bastón, siempre con una sonrisa, pero lo que más admiro es su ánimo y su capacidad es el famoso fotógrafo colombiano, de Barranquilla, Nereo López Mesa, radicado en New York desde hace unos años. Ha trabajado como reportero gráfico para muchas revistas, periódicos de su país, y ha viajado alrededor del mundo a los largo de su carrera. A sus 90 años publicó sus libros "Fantasías para un toro de lidia" y "Nereo: imágenes de medio siglo" que presentó en el New York Book Fair en New York y Feria Internacional del libro de Colombia en mayo 2011. ¿Viejo? No mientras haya vida y funcionen los cinco sentidos. *"Yo he tenido la suerte de que mis amigos se han muerto sin yo estar ahí, porque si no hubiese sufrido muchísimo"*, me dice.

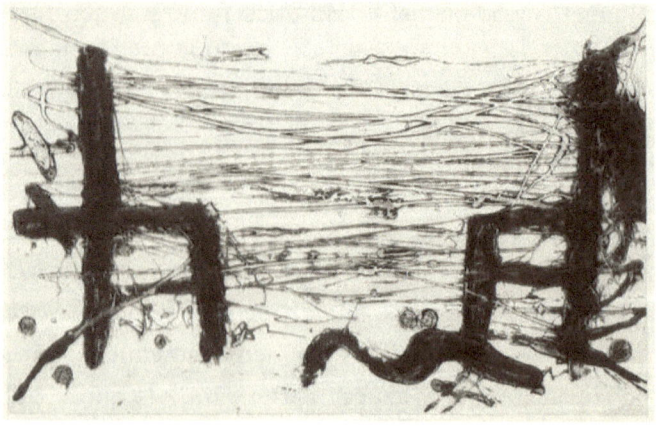

VIII

Cuidados preventivos

Sistema de alarma y monitores

Existen en el mercado de diferentes países, monitores y sistemas de alarma para la seguridad de los adultos, niños y ancianos. Especialmente los ancianos muchas veces se quedan solos en el hogar mientras los adultos jóvenes salen a sus labores cotidianas. La mayoría de estos aparatos funcionan con baterías, por lo que la persona puede llevarlo en todo momento. Estos monitores se pueden buscar en el comercio como Botón de llamada o del pánico (presentación en pulseras o collares), excelente para aquellos que repentinamente sientan que están en peligro o presenten síntomas de un ataque al corazón, caídas o incendios. Unidad médica básica, que toma la presión arterial y el pulso. Reloj GPS para localizar las personas extraviadas con problemas mentales como el Alzheimer. Sensor de movimiento para pacientes que sufren de sonambulismo, *walkie-talkie*, para escuchar desde otra habitación si alguien necesita ayuda, cuando hay niños, ancianos o una persona enferma. Teléfono con amplificador para personas con problemas de audición hasta +30dB. También muy útil para personas con baja visión por poseer teclas grandes fácil de reconocer los números, con 9 memorias de teléfono directas y 3 de emergencias con grandes teclas y timbre alto de 88 dB. Cintas adhesivas, sillas y agarraderas para evitar resbalones en la ducha, barandas adaptables para los pasillos. Por último también la tecnología ofrece sistema de videovigilancia es adaptable a las necesidades.

Es privado pero otros miembros de la familia autorizados podrán acceder al sistema protegido por nombre de usuario y contraseña personal.   Este sistema puede ser conectado a Sistemas de Alimentación Ininterrumpida (SAI) que en tal caso si la energía eléctrica es interrumpida las cámaras siguen grabando.

Aspectos alimenticios

La alimentación sana y la actividad física, son fundamentales para tener buena salud y vivir más. Los buenos hábitos de llevar una vida ordenada alejada de drogas nocivas, cigarrillo y una actitud positiva frente a la vida, influyen para llegar a cierta edad avanzada sin mayores complicaciones. Utilizar en lo posible alimentos frescos no procesados, preferiblemente orgánicos. En algunas de las enfermedades graves que se mencionaron anteriormente en el capítulo V, tienen factores que influyen para el desarrollo de dichas enfermedades. Por eso saber comer bien es muy importante. Evitar el uso excesivo de sal, grasa, dulce y harinas. Comer más frutas y verduras, diseñar un menú variado, donde se incluyan todos los alimentos, las porciones apropiadas, comer en unos horarios normales y no consumir alimentos en altas horas de la noche. No debemos olvidar que la fruta se debe comer con el estómago vacío o media hora antes de los alimentos, para que no se junte con el ácido de las comidas. El desayuno debe ser la comida principal, cuando el cuerpo se carga de energía para quemar calorías durante las actividades del día. Pero la mayoría de la gente no lo hace, en vez de comerse el bistec con ensalada y arroz integral a medio día, puede comérselo al desayuno y tomarse la avena, el yogurt y la fruta en la tarde.

Coma hasta que se sienta bien, no hasta que esté como un chinche para reventarse, piense en la calidad no en la cantidad, no permita que su cuerpo domine sus ansias y su gran apetito, coma para nutrirse no para engordarse. Para picar si siente hambre después del desayuno o el almuerzo, elija saciar esos antojos consumiendo frutas, brevas con queso, nueces, almendras o un yogurt. Duerma bien, por lo menos 7 horas. Use como condimentos: ajo, cebolla, diente de león, romero, mejorana, yerbabuena, albahaca, jengibre, canela, miel, sal de mar, pimentón, corteza de naranja, limón. Puede tomarse una copita de vino tinto cada día, los vinos tintos son ricos en taninos. Mejoran la digestión, mantienen la presión sanguínea saludable y mejoran la circulación coronaria. Es beneficioso para los diabéticos, consumiendo aquellos menos dulces. Pero para que haga buen efecto los vinos tintos deben tomarse la copita todos los días. Concéntrese siempre en comer, no se siente a ver televisión, a hablar por teléfono, o al computador, porque puede comer sin darse cuenta más de lo debido, no masticar bien o atragantarse. Recuerde también que no necesita estar inscrito en un gimnasio para hacer ejercicio, puede caminar por el parque, hacer estiramientos en su casa, conseguirse unas pesas, caminadora, o una bicicleta estática y hacer usted mismo una rutina de ejercicio diario al menos de media hora, mientras escucha música o ve televisión.

En correo electrónico recibí esta información del Señor Luis Fernando Arbeláez de Florida, me pareció importante su aporte:

"Mantener buenos hábitos alimenticios nos ayuda enormemente a conservar una buena salud y esto debería ser responsabilidad de todos y mucho se ha hablado de si ser vegetariano o no, en que nos ayuda, por eso hoy queremos darle algunas de las razones que podemos tener para no comer carne en nuestra dieta diaria. Las razones pueden ser muchas y muy diversas, comenzando con salud y nutrición, ya que el consumo de carne produce estreñimiento y sus complicaciones: Obesidad, enfermedades cardiovasculares, exceso de calorías (peso), hipercolesterinemia, tumores de mama, próstata, colon, uremia, gota e insuficiencia renal. En el antiguo testamento dice: "No matarás"; esto tradicionalmente se malinterpreta como si se refiriera solo al asesinato de personas, pero el hebreo original es: "lo tirsach" que se traduce de manera más amplia hacia toda clase de seres, y

según la ley del Talión, si causamos dolor y sufrimiento a otros seres vivientes, debemos soportar lo mismo a cambio, ya sea tanto individual como colectivamente. Nadie puede escaparse a la ley excepto quienes la comprendan y respeten y cumplan. Pero también existen razones éticas y humanitarias. El hacinamiento, las privaciones, el maltrato y las mutilaciones imperan en las fábricas de carne de hoy, los terneros o las crías de los animales son separados violentamente de sus madres y puestos en jaulas que impiden el movimiento del animal, abusando de ellos hasta sus límites biológicos, en la incesante búsqueda de ganancias a corto plazo. Estos animales alimentados a la fuerza, manipulados genéticamente, cortadas sus orejas, colas, picos y cuernos, marcados con hierros calientes castrados y mutilados sin anestesia ni entrenamiento médico, en condiciones horripilantes de transporte y movilización, privados de alimento, agua y abrigo, prolongan su agonía hasta el último suspiro. Además, si escoges alimentarte con animales muertos, cuando la carne de esos seres torturados se transforma en tu sangre y en tus huesos, también asientas dentro de ti el dolor atroz de esas creaturas masacradas. Adicionalmente recuerda que la "ley de la correspondencia" no perdona: si eres un depredador, atraerás depredadores. ¿No son estos, motivos suficientes para escoger lo que comes?"

Las enfermedades del corazón son la primera causa de muerte entre los latinos. Muchas de estas afecciones se podrían prevenir. La American Heart Association (AHA) lanzó una campaña con el apoyo de Daisy Fuentes, Roselyn Sánchez, Ana de la Reguera y Judy Reyes para ayudar a los hispanos a reducir el riesgo de la enfermedad cardíaca y los ataques al cerebro.

Salud

En algunos casos, la salud de los hispanos está determinada por factores tales como las barreras culturales y lingüísticas, la falta de cuidados preventivos y la falta de seguro médico. Los Centros para el Control y la Prevención de Enfermedades han señalado algunas de las principales causas de enfermedad y mortalidad entre los hispanos. Entre ellas se encuentran las enfermedades cardiacas, el cáncer, heridas no intencionales (accidentes), derrames cerebrales y diabetes. Algunos otros padecimientos y factores de riesgo que afectan notoriamente a los hispanos son el asma, la enfermedad pulmonar obstructiva crónica, VIH/SIDA, obesidad, suicidio y enfermedades hepáticas.

Otros aspectos preocupantes sobre la salud de los hispanos

Los hispanos presentan índices más altos de obesidad que los caucásicos no hispanos. No obstante, también existen desigualdades entre los propios subgrupos hispanos. Algunas de estas diferencias se reflejan mediante el índice de recién nacidos que nacen con bajo peso. Si bien las cifras absolutas son más bajas cuando se estudia a toda la población hispana con respecto a los caucásicos no hispanos, se aprecia que la tasa de recién nacidos con bajo peso en el caso puntual de los puertorriqueños es un 50% más alta que el índice correspondiente a los caucásicos no hispanos. Igualmente, las estadísticas revelan que este subgrupo resulta afectado de forma desproporcionada por el asma, VIH/SIDA y la mortalidad infantil. En tanto, el índice de mexicano-americanos que padecen diabetes es alarmante con respecto a otros grupos.

Negligencia en los centros de salud

A pesar del arduo trabajo y la buena voluntad por parte de algunos empleados de la salud en dar un excelente servicio a los pacientes, infortunadamente también existen muchas negligencias y malas prácticas que conducen más pronto a la muerte o complicaciones innecesarias. Hay negligencia médica en un diagnóstico errado, cuando los exámenes de laboratorio son cambiados. También hay negligencias en las labores de parto, fallas en dar la medicina y grandes negligencias en procesos quirúrgicos. Es triste vivir situaciones, en las que como empleado, ante ciertos administradores, debe ser como una máquina, que nunca te puedes enfermar en un fin de semana. Me pasó en Texas. Me sentí humillada y ofendida en una ocasión que tuve que cancelar el turno por una bronquitis aguda que me dio, según mi jefe, eso era inaceptable y no era excusa para faltar al trabajo. Fue capaz de decirme que no le importaba en lo más mínimo, hasta el extremo de no importarle la prescripción médica que en ese momento llevaba conmigo y quería mostrarle. Situaciones como ésta, contribuyen a desmoralizar el buen trabajo que muchas personas desearían realizar correctamente por ética profesional, haciendo que el ambiente de trabajo se convierta en algo insoportable.

Por ello la familia debe estar muy cerca de su paciente y el mismo paciente estar pendiente y preguntar qué medicina está tomando y para qué. Cualquier procedimiento que se le vaya a realizar al paciente por simple que sea, debe ser explicado, en palabras e idioma que se entienda, incluso hasta en el momento de alimentarse. Consentimientos que se vayan a firmar, deben ser bien claros y en su idioma. Por otra parte cuando en nuestra casa no podemos cuidar a cierto miembro de familia que requiere cuidado específico, nos vemos en la penosa obligación de tomar decisiones para buscar un sitio adecuado y una persona que se encargará de esos cuidados, bien sea que se pague a una enfermera o se busque un sitio de rehabilitación, asilo o auspicio, dependiendo de cada caso. Estos sitios están encargados de dar las mejores atenciones, para eso se está pagando, sea el seguro médico o personalmente. Sin embargo existen algunas personas que no hacen bien su trabajo, que no le ponen amor a este oficio y he sido testigo de abusos que se cometen. Uno de esos abusos es sobre-medicar al paciente para mantenerlo dormido. No se les provee suficiente alimentación ni agua, a veces el paciente necesita que lo alimenten y come despacio, pero hay casos donde la asistente llega, le da dos cucharadas y sale de la habitación porque no dispone del tiempo o no tiene paciencia. Hay maltrato físico, incluso hasta sexual como ocurrió en California con una paciente de Alzheimer por parte de un enfermero que la incitaba a tener sexo oral y que al menos fue demandado y condenado. Por último hay descuidos en la higiene, la falta de aseo a tiempo que puede causar irritaciones en la piel, malos olores, hongos, piojos, etc.

Bueno, pero no siempre es así, porque puedo dar testimonio de que en la mayoría de los centros de salud, se da una buena atención, sólo que la familia debe estar muy alerta en todo momento. Me place decir que en el tiempo que he trabajado con pacientes nunca he tenido problemas por falta de buena atención, siempre he dado lo mejor de mí para que tengan una agradable estadía. No puedo dejar pasar esta oportunidad para resaltar la gran labor en el hospital donde trabajé últimamente, el Mount Sinaí de Queens en New York. En el segundo piso, allí está Regina Kowalska, una mujer de origen polaco, podría decir que es la enfermera registrada número 1, la mejor que he conocido en todo mi trayecto de trabajar en salud. El trabajo de las enfermeras asistentes es muy importante en sus cuidados básicos. Aunque a veces sea fatigoso y estresante. Pero los problemas se dejan en casa y lo que interesa es dejar al cliente satisfecho, es decir, al paciente y sus familiares, aunque los empleadores no noten realmente el trabajo que se está haciendo a conciencia y sólo destaquen muchas veces probables o imaginarios errores con el ánimo de mostrar una mal entendida autoridad. Debo mencionar una de las mejores enfermeras asistentes de este hospital quien trabaja en el tercer piso, ella es la mejor enfermera asistente y puedo decir que hace un excelente trabajo, dedicado y profesional, y que sabe lo que cada persona necesita, me refiero a Diane Morrison. Y cómo no destacar en todo este equipo al doctor David L. Duffy con más de 40 años de experiencia en su profesión (medicina interna). Me ha conmovido enormemente ver cómo es como persona y médico. Trata a los pacientes con tanta dulzura, que el paciente siente esa confianza de contarle todos sus males, porque él sabe escuchar muy bien sus inquietudes. Les habla como si fuera su familiar. Tuve la oportunidad de verlo entrar varias veces sonriente a las habitaciones de pacientes que estaban demasiado enfermos. Lo vi sentarse en la cama al lado del paciente, golpearle suavemente la espalda al saludarlo como si fueran un par de viejos amigos. Cuando no, entonces busca una silla y se sienta al frente tomándole su mano, mirándole a los ojos, para explicarle algún tratamiento o situación. Tener tanto corazón, como para darle un abrazo a aquel ser cuya vida pende de un hilo y él no puede salvarlo, tan solo tener que decirle, "necesitas descansar, lo mereces", es algo conmovedor. Un doctor así representa humanidad, compasión, experiencia y profesionalismo. Personas como el doctor Duffy, merecen ser destacadas siempre y deben ser motivadas para que no dejen de cultivar esas hermosas cualidades y difundirlas en otros a pesar de los tiempos actuales en los que la medicina se ha vuelto sólo un negocio.

Perspectivas de futuro en la salud y la vida humana

Cada vez más recibimos extraordinarias noticias en torno al mundo de la tecnología y los diversos descubrimientos científicos que asombran nuestra mente. En su lucha por encontrar remedio definitivo a las enfermedades, al deterioro físico y mental, a la acción del tiempo y a la muerte, el hombre despliega toda su capacidad investigativa en diferentes direcciones y pareciera estar llegando al límite de sí mismo. Se habla por ejemplo de la próxima generación de recursos y métodos clínicos y médicos basados en la Nanotecnología. Cómo dispondremos en un próximo futuro de los avances en esta ciencia en el terreno de la salud, sobre todo en la lucha contra las enfermedades más letales: el cáncer, los virus, la enfermedad neurológica, la enfermedad cardiaca, etc., a través de nano robots que se encargarán de intervenir directamente en nuestros organismos para corregir las zonas dañadas, las células, o reemplazarlas si es posible con componentes fabricados artificialmente. Así mismo en el campo de la ingeniería genética, la clonación, el uso de las células madre, la exploración del cerebro, y hasta lo que podría ser con el tiempo el trasplante de corteza cerebral a nuevos cerebros e incluso a sistemas cibernéticos, mencionando de paso la técnica de la Criogénia para conservar en helio líquido a temperaturas muy bajas los cuerpos en vida suspendida durante largos periodos de tiempo, a fin de encontrar más adelante los remedios a las enfermedades o la vejez que padecen, nos hablan de que la búsqueda de la inmortalidad, la salud permanente, son por lo pronto el ideal de una humanidad siempre sorprendente y soñadora.

Queda abierto el campo de nuestras reflexiones en una época donde todo puede ser aún posible.

Encuesta sobre la muerte

Algunas personas expresan así su opinión acerca de Cómo debemos morir:

María Rosa Rodríguez Araya (Chile, escritora):"Hola Blanquita...buena pregunta...ufff...yo creo que dignamente...me explico...si tuviera una enfermedad que signifique que no puedo hacer las cosas que me gustan y también implica afectar la vida de los que quiero me gustaría un buen morir...en palabras simples me gustaría la eutanasia...

Enrique Torres Quevedo (Colombia, escritor) "Blanca, gracias por tu invitación. Me pusiste a pensar. Supongo que debemos morir sumergidos en una especie de tiempo coloide, que nos transporte subrepticiamente de la realidad a lo desconocido, con mucha luz y con aire fresco. Que cuando extasiados miremos hacia atrás, echemos de menos, mas no extrañemos, lo vivido."

Luz Ayda Osorio (Colombia, asistente dental): "Blanca Irene te felicito y te agradezco por tenerme en cuenta. La verdad, siempre he pensado que debemos morir de forma natural, no porque a otra persona le dio por terminar con nuestra vida".

Carlos Ortega (El Extranjero Amigo) (Ecuador, escritor): "Creo que deberíamos morir, de una manera pacífica y silenciosa, ya que la muerte no es el final, es un paso más a la evolución del ser viviente..."

Ronald Ayazo (Colombia, actor y dramaturgo de T.V.). "Debemos morir con la alegría de que, a quienes nos acompañen en nuestro velorio y entierro, los volveremos a encontrar".

Claudia Patricia Salcedo Cedeño (USA, Enfermera profesional) Nadie escoge el momento ni la situación. Pero si tuviera la posibilidad moriría en un hospital y asumiendo que si tengo una enfermedad terminal, firmaría un documento donde pediría no ser reanimada. En segundo término ser asistida con sedación y analgésica, sin medicamentos para sostenimiento de presión arterial ni ventilación mecánica. Considero que la eutanasia bien aplicada sería mi decisión definitivamente. Hay que considerar que uno cuando está enfermo puede pasar largo tiempo en cama y eso aumenta el dolor de las familias. Por eso creo que es mejor ayudarse y ayudarlos a ellos a asumir más rápido la pérdida….

Miller Castaño León (Colombia, Licenciado en educación). En realidad la muerte es uno de los mayores misterios que acompaña y acompañará a la humidad por toda la eternidad. Morir es cesar, acabarse algo, se muere un amor, muere la tarde en el ocaso. Quizá morimos para este mundo pero nacemos para otro, que no sabemos como es. Mientras escribo estas palabras siento un no sé que donde, que me llena de temor. Pero sobre todo, debes dejar tu huella en este mundo, que tu nombre trascienda y que te recuerden. No sé por qué nadie se siente bien hablando de este tema, no deja de ser escabroso y a la vez cautivante hacerlo pero es una realidad para la cual debemos estar preparados y no lo estamos. Ni siquiera nos preparan para vivir mucho menos para morir. La muerte se confía tanto de su poder que nos da toda una vida de ventaja.

Nubia Hincapié (Colombia, psicóloga clínica, especialista en autoestima y crecimiento personal)   .
 Nuestra estructura cultural y social ha obstaculizado los conceptos a través de los años, siempre asociamos la muerte con la edad, y se nos hace difícil aceptar que un niño o un joven mueran; el temor hace que no entendamos, pues siempre están hablando de castigos, nos enseñan muchas cosas, pero nunca enfocan el tema de que debemos convivir con la muerte, nos hacen temerle siendo ésta el paso que constituye el final de la vida, donde se cumple el ciclo vital de todos los seres vivos. El apego tanto emocional como material hace que seamos más reacios a aceptar esta realidad, respetando los conceptos de los que no están de acuerdo y basándome en los estudios con enfermos terminales, al igual que Sócrates y Platón, soy partidaria al derecho a morir dignamente, aunque esto ha sido un tema muy debatido por instituciones, religiones, médicos, políticos, pero nos olvidamos del ser humano que desea morir, enfrentando este paso con tranquilidad. Dejemos de lado nuestros conceptos y reglas, demos un enfoque más

humano, pensemos en estas personas. Si nos sacudimos tantos prejuicios sería todo mejor.

Andrés Uribe Botero (Colombia, escritor) "Para responder y reflexionar sobre la pregunta ¿Cómo debemos morir? Empezaré por citar un fragmento de un poema del poeta boliviano Eduardo Mitre que dice: *No existe la muerte, existen los muertos.*

En un mundo donde prima el automatismo, la velocidad y donde el principal "Dios" son los medios de comunicación es difícil hablar del término "vida" de una manera real y consciente, por lo menos en cuanto a los humanos se refiere. Dicen las religiones que Dios dotó al hombre con la inteligencia y la razón y eso los diferencia de los animales, pero pregunto ¿Podemos hablar de inteligencia cuando la humana especie es la única que se autodestruye y que segundo a segundo labra su propia tumba en su hábitat? ¿Podemos hablar de razón cuando las creaciones que ha hecho a través de los siglos lo han sometido hasta al punto de no poder disponer de la mayor riqueza de la vida en términos cuantitativos: el tiempo?

Para morir es necesario estar realmente vivo, y no podemos afirmar que alguien está vivo por el mero hecho de que respira, vegeta y deambula por el mundo como un zombie, alienado, reactivo sólo ante eventos que se le presentan y guiado de un lado para otro por las pulsiones, los deseos y los miedos. Para nacer (aun cuando creamos que ya nacimos) es necesario morir (muerte psicológica del "yo"), pero para morir es necesario despertar, darnos cuenta de que estamos inmersos en un sueño, condicionados por nuestro pasado, nuestra genética, y cargas ancestrales. Sólo si despertamos del "sueño psicológico" que llamamos vida y fluimos con las corrientes del universo, como ríos que van a la mar, sólo si nos damos cuenta que el universo entero está dentro de nosotros y que al mismo tiempo somos una gran célula universal, que somos eternos y que este cuerpo material no es más que un vehículo sagrado temporal de nuestro espíritu, podremos morir (por segunda vez) con la certeza de que esa muerte será una resurrección y una continuidad en y hacia el infinito atemporal".

Pedro Arturo Estrada (Colombia, poeta). No es a la muerte a lo que tememos, es al morir, al saber o no enfrentar ese instante supremo, ese tránsito. Porque en el morir sobreviene el dolor, la humillación, la angustia de dejarlo todo, de perderlo todo, de perdernos, de no poder saber más de nosotros, del otro, del mundo. Sacrificaríamos gustosos el cuerpo si nos fuera garantizada la supervivencia digamos, espiritual, que es lo que proponen las religiones. Queremos la inmortalidad no en el sentido material biológico sino en la conciencia de ser siempre nosotros pero en condiciones de dignidad y paz, claro está. Tal vez llegue un día, pronto, en que el hombre pueda lograrlo a través de las nuevas tecnologías. Mientras tanto tenemos el arte, la poesía, la ciencia, el legado que en otros, en nuestros hijos, nuestros congéneres dejamos con alegría, con convicción, con amor y aun con el escepticismo natural a que los tiempos presentes nos obligan. Para morir, para conquistar ese momento, sin embargo, nada mejor que recordar los versos de Rilke: *Oh, Señor, da a cada uno su propia muerte, / el morir que surja / verdaderamente de esta vida, / donde encontró amor, sentido y desamparo".*

Reconocimiento, fuentes y referencias

Agradecimiento a las siguientes personas y fuentes que aportaron
información equipo para la elaboración de este libro.
Luis Fernando Arbeláez, consultor naturista (Miami-Florida).
Jennifer Bauman, estudiante de enfermería (Oceanside-California)
Claudia Patricia Salcedo, enfermera profesional (Sacramento –California)
Carlos Framb, Del otro lado del jardín, Editorial Planeta, Bogotá, 2009
Taber''s cyclopedic medical dictionary.
http://javimoya.com/blog/2006/07/11/el-efecto-placebo-y-nocebo/
http://salud.discapnet.es/Castellano/Salud/Discapacidades/
http://www.queenslatino.com/wp-content/plugins/page-flip-image-gallery/
http://espanol.babycenter.com/preconception/preparate/diabetes/
Renal Division, Department of Medicine, Washington University School
Department of Medicine, Barnes- Jewish Hospital, North Campus, St Louis,
http://www.umm.edu/esp_ency/article/
http://www.southmex.com.mx/fmxlupus/www/
http://www.arthritis.org/espanol/disease-center
http://www.nlm.nih.gov/medlineplus/293 español/cysticfibrosis.html
http://ucce.ucdavis.edu/datastore/detailreport
http://www.lukor.com/not-soc/cuestiones/
http://www.biografiasyvidas.com/biografia/h/hawking.htm
http://es.wikipedia.org/wiki/Sindrome_de_West
http://www.femenino.info/31-01-2009/embarazo-y-lactancia/paises-
donde-
http://es.wikinews.org/wiki/Corte_Constitucional_de_Colombia_despenali
za_http://www.umm.edu/esp_ency/article/002064.htm
http://www.sexovida.com/educacion/sida
http://www.scielo.cl/scielo
http://espanol.ninds.nih.gov/trastornos/laenfermedad_de_creutzfeldt_http:
//www.caregiver.org/caregiver/jsp/content_node.jsp?nodeid=401
http://www.wikipedia.com /enfermedades terminales /síntomas y otros/
http://www.psicologicamentehablando.com/reacciones-de-alguien-que-
http://www.larepublica.pe/archive/all/domingo/20100404/14/node/2589
21/http://www.4parents.gov/294spañol/SexoyConductas/Enfermedadesde
/http://www.hermandad-estrella.org/noticias/noticia5.
Fuente: Reuters
http://www.rpp.com.pe/2011-03-08-se-inicio-en-colegios-vacunacion-
contra-
http://www.prensalibre.cr/pl/internacional/7388-publican-libro-que-nereo-

***

Biografía:

Blanca Irene Arbeláez - Colombiana. Ha publicado los libros: El primer amor nunca se olvida (2010); Cómo debemos morir (2011) y Te espero en el cielo – Trisagium Mortis (2012) ganador del Premio International Latino Book Award 201, Carangas resucitadas, Sueña Emily con ciudades azules es su libro más reciente. Tiene en preparación una novela de aventura próximo a editar. Se encuentra radicada en New Jersey y trabaja como asistente de enfermería en New York.

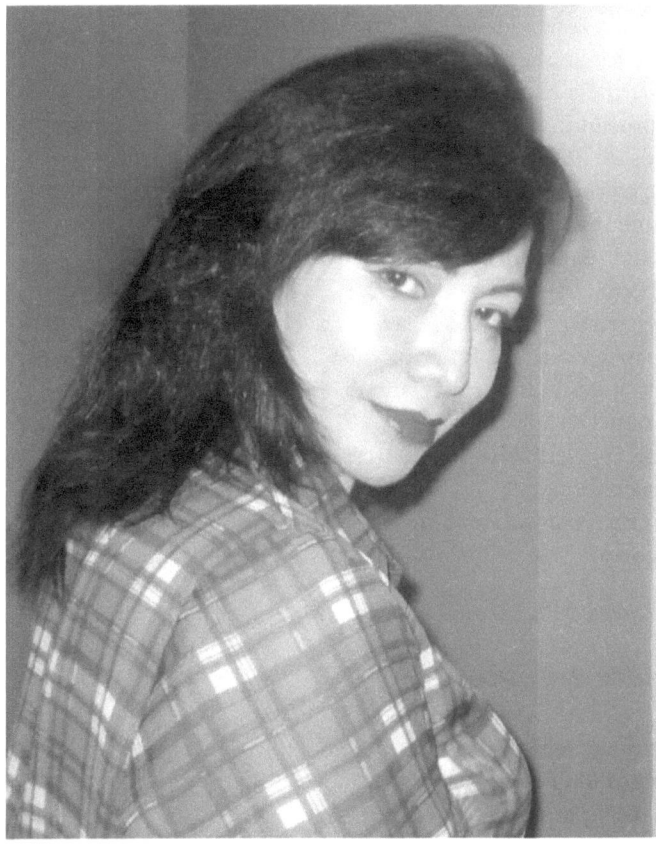

Blanca Irene Arbeláez

Visión final

La flor de la primavera se marchita
como la savia de aquella carne
que poco a poco también se seca.
Este cuerpo antes deseado, ahora se estremece
maltratado por jeringas, cánulas, sondas y tubos
que difícilmente sostienen el latido del corazón.
Hombres y mujeres manipulan mis heridas
para darme el mejor cuidado y evitar el dolor.
Sin embargo, esta noche, la respiración se acorta,
el pulso se acelera y la piel se anega en el sudor.
Mi rostro exhibe la palidez de un lirio
mientras el dolor arranca mi último aliento.
Suena una alarma y escucho decir: "Se nos va"…
En letargo profundo la debilidad vence mi conciencia:
Viajo a través de un largo y estrecho laberinto
de múltiples colores como halado por fuerzas supremas.
Salto a la inmensidad sin superficies, clara, hermosa.
Me siento flotar entre nubes blancas y percibo
la suave armonía de sonidos celestes…
En el feliz ascenso presiento que soy otro.
El tiempo pasa y cuando despierto
hombres y mujeres vestidos de blanco
están junto a mí
y no sé si son ángeles, médicos o enfermeros
que otra vez continúan
que otra vez recomienzan para mí
esta larga agonía.

A mi madre ausente

Aún me sonrió aquella tarde
en que la vi por última vez. Sabía
que pronto iba a partir,
que Dios la había elegido ya
como a su próximo ángel del paraíso.

Cómo debemos morir

Muchas cosas nos dijimos
antes de salir de su habitación.
Al cerrar su puerta
me di cuenta de su gesto sepulcral,
pero sólo lo atribuí a mis temores creados
por lo hablado con el médico.

Al día siguiente, Dios había extendido
su mano hacia ella levantándola en brazos
para llevarla a su jardín hermoso
como su rosa preferida.

Para su viaje celestial tuve que elegir
su rojo vestido predilecto, los zapatos
que le di en su cumpleaños. Allí
en la enorme sala, estaba ante mis ojos
tan fría como bella … Tomé sus manos
ya sin fuerzas, las mismas que me guiaron
y enseñaron la tibieza de un mimo.

Rojas rosas esparcí sobre su cuerpo
iguales a las que un día cultivara.
Su rostro acaricié, palidecido pero aún hermoso,
Aunque ya no me sonrió como solía hacerlo.
Sus ojos cerrados querían abrirse, imaginé,
para mirar mi tristeza, pero mi llanto lo impidió.
Viéndola como dormida, hubiera deseado escuchar
así fuese un reproche o un consejo de sus labios,
pero el silencio profundo de Dios la habitaba
y de sus dolores la había librado al llevarla consigo.

Con ella, sin embargo, parte de mi corazón se había ido también.
Sólo el dolor quedaba en su lugar, incurable e inmenso.
Y aunque ha pasado el tiempo, no sanan mis heridas…

Blanca Irene Arbeláez